朝日新書
Asahi Shinsho 884

忘れる脳力

脳寿命をのばすにはどんどん忘れなさい

岩立康男

朝日新聞出版

はじめに

「忘れる」ということは悪いことなのか？

多くの人が、「忘れるのは悪いことで、できるだけ忘れないように努力しよう」という前提で話をしているように見える。

しかし、最新の脳科学が明らかにしたのは、「脳は記憶を積極的に消すための機能を持っており、記憶を消すために多くのエネルギーを使っている」という事実である。

それはなぜか？　忘れなければ新しい記憶を得ることができず、記憶をもとに思考を深めていくこともできないからだ。

また逆に、必要のない記憶を忘れることができなければ、あなたがあなたであるための最も重要な記憶、自分の生い立ちや家族のこと、自分の仕事や友人のこと、これらを忘れてしまう危険性が高まってしまう。

忘れることは、実は脳の持っている重要な機能の一つだったのである。忘れることがなければ我々の生活は今よりずっと大変になり、そもそも人類の発展もなかったはずだ。

それなのに、学校などでは教科書を忘れたり、宿題をやってくるのを忘れたりすると、「忘れ物をしてはいけません！」「廊下に立っていなさい！」といったように、先生からこっぴどく叱られたものだ。忘れることはとにかく悪であり、一度覚えたことは何が何でも忘れてはいけない、多くの人がそのように教育され、思い込んできた。

忘れることは悪いことではない。むしろ健全な脳の働きのために、積極的に忘れる必要がある。そのことを皆さんに知ってもらい、適切な「記憶の取り扱い」を実践してもらうことが、この本の目的である。


「昔の友人の名前を忘れた」「2階まで上がってきたが何をしようとしていたか忘れた」、こういったことがあると、多くの人が「認知症ではないか？」と心配してしまう。「私もついにこんな簡単なことを忘れるようになってしまった、もうダメだ」と思い悩んでしまっていないだろうか?

でも、後述するように、この人たちは認知症ではない。このようなことがあったとしても、多少不便ではあるかもしれないが、日常生活は普通に送れる。物忘れの大半は、後述する「エピソード記憶」であり、そういったことは忘れてもいい記憶だったのである。

私は臨床医なので、外来で脳に関する診療を行っているが、「認知症ではないか?」と不安になっている人でも、「次回の診療で前の日にやったことなどを聞きますから、覚えてきてくださいね」と言っておけば、大抵の人がきちんと覚えてきてくれる。要は動機づけの問題であり、これが必要と思えば、短い期間であれば大概のことは忘れないものだ。

仕事においても、昨日の会議の内容や、さっき見た新聞記事で取り上げられていた世界経済の動向など、全部覚えていられたら便利であろう。そして、今日一日のスケジュールも全て頭に入っていて、仕事をてきぱきこなしていく。そんな人がいたら、一見

「できる」ビジネスマンのように思える。

しかし、これらは手帳や会議の議事録を見直したり、ネットで調べたりすればすぐに獲得できる情報であり、基本的に忘れてもいい記憶なのである。むしろこの人は、不要な記憶を保持することと引き換えに、最も重要な「よく考えること」ができていないおそれがある。実は「よく考える頭のいい人」ほど不要な記憶を忘れやすく、その分新たな記憶をどんどん取り込める可能性があるのだ。

忘れてもいい記憶を「きちんと」忘れること、これこそが脳を柔軟な状態に保つのに欠かせない。忘れることは、新しい情報を記憶として取り込み、自分の頭で考え、人間として進化していくために最も重要なことだったのである。

この本ではまず、「記憶の正体」と「記憶が消去されるまでの流れ」を見ていく中で、忘れることが脳機能を高めるうえで、いかに重要なのかを知ってもらう。そして、どのようにすれば「忘れてもいい記憶」や「嫌な記憶」をきちんと忘れ、「忘れてはいけない記憶」を維持できるのか、その方法論を探っていく。

また、加齢により物忘れは増えていくが、代わりに年を重ねた分だけ増えていく〝別の記憶〟があることについても触れていこう。読み進めれば、忘れっぽくなっても自信がつき、忘れへの向き合い方も随分と変わるはずだ。

そして本書の後半では、脳機能向上や「適切な記憶」のために効果的な習慣を見ていく。睡眠や運動などの習慣が、実は記憶や忘れにも影響を与えているのだ。記憶を左右する習慣を知らないと、普段から「忘れてはいけない記憶」を忘れてしまい、逆に「忘れたい記憶」を忘れられなくなるようなマイナスの習慣を続けてしまいかねないため、ぜひ読んでいただきたい。

この本を読み終える頃には、忘れることこそが健全な脳機能を維持し、新たな記憶を獲得するうえで重要であることがわかるだろう。ご高齢の方だけでなく、忘れっぽさに悩むビジネスマンや、読んだ内容を忘れてしまう読書好きの方まで、きっと多くの気づきがあるはずだ。

忘れる脳力

脳寿命をのばすにはどんどん忘れなさい

目次

図表作成／師田吉郎

第1章　物忘れは「脳の進歩」——そもそも記憶とは何か？

1週間前に何について考えていたか、覚えていますか?

ここでひとつ、シンプルな質問をしよう。

「1週間前には、何があなたの頭の中を占めていたのか?」

手帳やスマホをチェックすれば、「ああ、そういえばこの案件でどっちにしようか悩んでいたな」とか、「締め切り3日前の書類作りが進まず、日曜日の約束をキャンセルしようかどうしようかと悩んでいた」といったことなど、さまざま思い出すこともできるだろう。でも、大概のことは忘れているのではないだろうか。

「1週間前に何について考えていたか」という問いかけは、実は結構難しい質問なのである。

もちろん、恋人に別れを告げられた人や、重大な病気が見つかって医者と治療方針を相談中の人など、その期間内に人生の大きな岐路に立った人には、忘れられない出来事が記憶として残っているだろう。「忘れたい」という思いもあるかもしれないが、これらは決して忘れてはいけない記憶なのである。そもそもこういった大きな出来事は忘れようとしても忘れられない。情動を大きく動かした出来事は、プラスの思い出も、一見マイナスの思い出も、必ず未来の自分の宝物になるからだ。

しかし、「会議の準備で忙しかった」「旅行のチケットが取れずに苦労した」といったような何気ない日々の出来事や、そのときの〝思い〟は記憶に残らず通り過ぎていく。情動を動かさない出来事は、覚えておいても自分の生活にあまりメリットのない、自分の生存に関わらない情報だからである。何かの用事で残しておく必要があるとしても、手帳やスマホの中にしまわれていればそれで十分なものと言っていいだろう。

そして、情動を動かすといっても、出来事によって程度はさまざまであり、多少のことなら記憶として残しておく価値は低いと言える。例えば、「夫や妻との些細な諍《いさか》いで怒り心頭だった」という場面も、何日かすればケロリと忘れている。「1週間前に何についで考えていたか」と最初に質問したのは、ささいな出来事はもちろん、多少情動を動かした出来事でも、時間が経てばたいていのことは忘れてしまうものですよ、ということを言いたかったのだ。それだけ、脳が持っている忘れる力＝「忘れる脳力」は大きい。

コンピュータでは、そうはいかない。一度入力されたデータは人の手が加えられない限り、永遠に残り続ける。つまり脳の働き方は、コンピュータとはまったく異なるのだと言える。

なぜあなたは忘れるのか？　それは、脳がそのようにできているから。あなたの脳が健全に働いているから。それを強調したくてこの本を書いたのである。

加齢による物忘れは脳の進歩

年を重ねて高齢になると、いろいろと物忘れが多くなるのは確かだ。

年を取れば神経細胞が減っていくので、記憶できる総量が減っていくのはやむを得ない。その一方で、適宜捨ててきたとはいえ、長年にわたって蓄えられた記憶量は相当なものになっている。その分、それぞれの記憶に割かれる神経細胞は少なくなり、記憶に残りにくくなってしまう。すでにたくさんの記憶が詰まった高齢者の脳には、必要性の低い記憶を残しておく余裕はないわけだ。

高齢になるほど物忘れが多くなるもう一つの理由としては、年を重ねてくれば多くのことを経験しており、新鮮に思えるようなまったく新しい出来事は少なくなっていることが挙げられる。つまり、情動を動かす経験は少なくなり、多くのことをさりげなくこなすことができるので、記憶には残りにくくなる。

加齢に伴う物忘れは当然のことで、容易に新しいことが記憶できなくなっても、物忘れが多少増えても、病気などではない。高齢になってからの物忘れは、「記憶の総量が大きくなったこと」と「経験が豊富になって行動に余裕があること」の二つが主な原因だったのだ。そして多くの場合、時間が経てば「ああそうだった」と思い出すことになる。タレントの名前などがぱっと出てこなくても、何ら困ることはないだろう。

認知症の定義は、厚生労働省によれば「脳の病気や障害など様々な原因により、認知機能が低下し、日常生活全般に支障が出てくる状態」を指す。加齢による物忘れは多くの場合、生活に支障はなく、蓄えた情報量が多くなったために一時的に回路が混線するだけという場合が多い。簡単に「認知症」などと呼んでほしくはないのである。

このように、加齢によって物忘れが多くなるのは自然なことなのだが、現実にはそれを認めない人たちがいる。多くの患者さんと話をしているうちに気づいたのだが、「最近、物忘れが多くなって……」とニコニコしながら相談してくる人は、圧倒的に女性が多い。多くの男性は物忘れが多くなったことを認めようとしないで、それに抗《あらが》おうとしているようなのだ。「老いに負けたくない」「何とか記憶力を回復させられないか」と考えている。気持ちはわかる。「若いときはこれぐらい軽くこなせた」「今だって、少し努力すればまた昔のように覚えられるはずだ」と思ってしまうのだろう。

しかし、この後ゆっくりと説明していくが、脳の機能を最大限引き出すには、「忘れた方がいい」のである。

そして、加齢によって変化しているのは「記憶力」ではなく、「記憶の取り扱い方」なのだ。取り扱い方の変化によって、脳はより多くの機能を発揮しやすくなっており、むしろ年を重ねて得られた脳の進歩とも言えるだろう。

現実問題としては、加齢による物忘れは「生活スタイルの変更を求めている」と捉えることもできるだろう。忘れてしまうことが多いのは、人の名前や今後の予定、そしてこまごまとした数値などであるから、こまめにメモを取るようにし、スマホの記憶補助ツールやリマインダ機能を積極的に活用しよう。そもそも「自分は細かなことはすぐ忘れるよ」ということを認めて、周囲の人にも公言しておくというのも有効な手段の一つである。それを認めてしまえば、周りのみんなも微笑みながらあなたを助けてくれるだろう。

そしてもう一つの重要な対策としては、年を重ねるとたいていのことは過去の経験をもとに難なくこなせてしまうので、そうした「慣れ」にも自覚的になっておくことだ。慣れの中でも記憶を残したいのなら、周囲の出来事に対して積極的に興味・関心を持ってみよう。忘れやすいのは多くの経験を積んできて、若いときのように情動を動かす出来事が少なくなったことが原因なのだから、経験に頼らず世界を面白がってみることが重要なのだ。今日の世界は、昨日までとは違う世界となっている。「新しくオープンしたお店に入ってみる」「使ったことのない調味料を使ってみる」といったような些細なことから〝違い〟を楽しんでいこう。「行ったことのない町を旅してみる」こともまた、脳に新鮮な情報を届けるための有効な手段だ。

また、多くの経験を積んで自信満々なのはいいことでもあるが、周りの人の違う意見に耳を貸さなくなってしまっては、脳の進歩も期待できなくなる。価値観や生活スタイルがまったく違う若い人たちの意見にも、意識的に耳を傾けてみよう。自分にない意見を積極的に取り入れて考えを巡らせる時間が脳を活性化させ、必要な情報が記憶として残っていくことを助けてくれるだろう。

物忘れの正体は「エピソード記憶」

実は、記憶というものはその性質によって、いくつかの種類に分類できる。どのような種類があるのか見ていくことにしよう。

記憶はまず大きく分けて、「陳述記憶」と言う、出来事を言葉に置き換えた形で引き

図1　記憶の分類

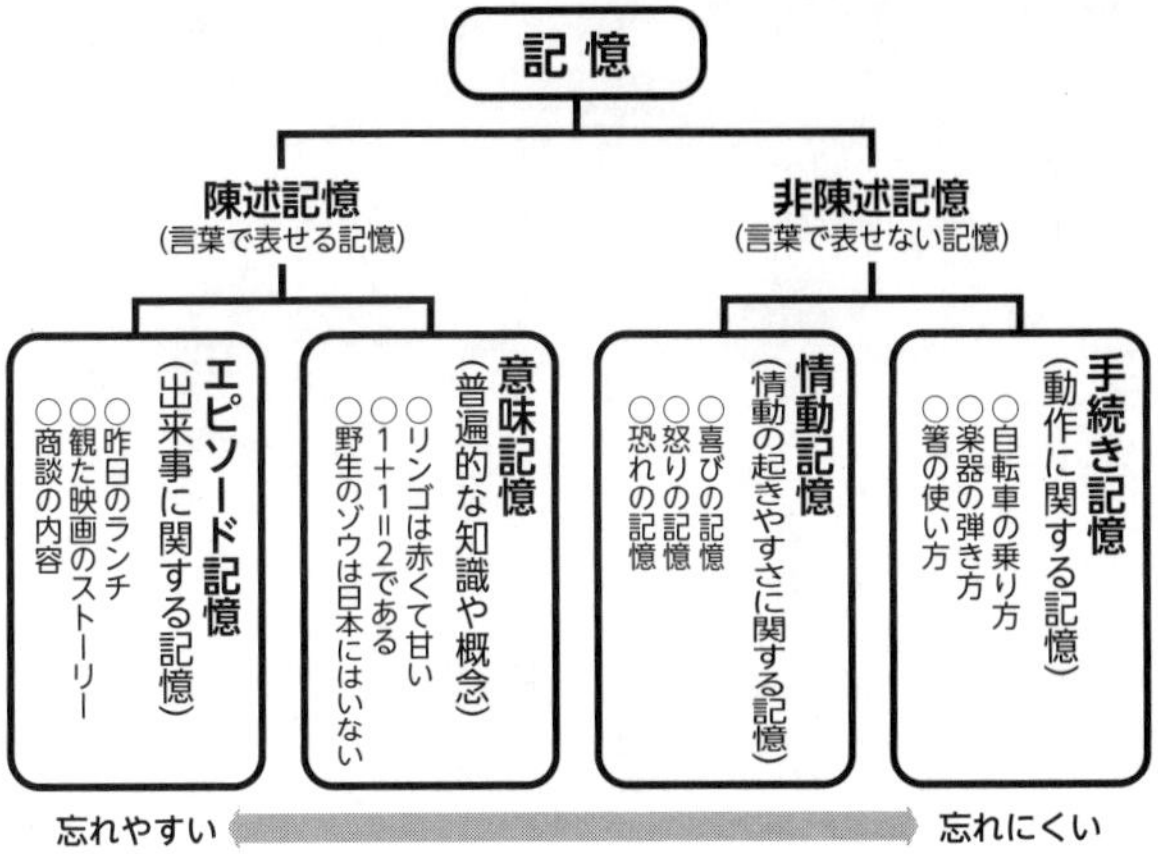

出せるタイプの記憶と、「非陳述記憶」と言って、言葉に置き換えることの難しい記憶の二つに分類できる。

そして、前者の陳述記憶は「エピソード記憶」と「意味記憶」に分けられる。

例えば、自己紹介をするときの場面を想像してみてほしい。自分はどこで生まれ、どこで育ち、両親はどのような人で、学校はどこを卒業して、といった具合に自分の歴史を言葉で表現できる。これは、陳述記憶の中の「エピソード記憶」と呼ばれるものである。エピソード記憶とは、経験の記憶、思い出の記憶であり、いつ、どこで、といった時間と場所の情報を伴った過去の出来事の記憶である。ほかにも、先週の日曜日に誰とどこに行った、といった出来事や、明日の朝は何時までに学校に行く予定、といった約束まで、いわゆる〝記憶〟というときに想像するものは全て含まれている。

私たちが「物忘れ」と呼ぶ場面のうち、多くの場合はこのエピソード記憶のことを指している。そして、加齢によって低下していく記憶は、このエピソード記憶が中心となることが示されている。実際に「忘れっぽくなった」という人が忘れてしまうのは、人の名前や予定、数字といった比較的単純なものばかりではないだろうか。

もう一つの「意味記憶」は、もう少し複雑だ。言葉やある現象の持つ意味合いを理解することで、例えば「一日は24時間ある」ことや、「冬の次には春が来る」といったことを、実際の生活の中で感覚的に知っていることである。「バナナはどういう形をしていて、色が黄色で、甘くておいしい」といった誰もが経験の中で知る常識のようなものから、「量子力学や哲学などの、学問における概念の高度な理解」といったことまで、意味記憶に含まれる。そして、「人生観」や「世界観」といったその人の根幹をなすものも、そのかなりの部分を意味記憶が作っているのだ。

つまり、意味記憶においては、言葉にできるかどうかよりも、むしろその意味合いを経験的に理解していることが重要となる。自分を取り巻く世界に対する理解のことでもあり、年を重ねればこういった知識が若い頃よりも圧倒的に多くなり、意識されることがなくても我々の行動を大きく規定しているのである。これを、「知恵」と言ってもいいだろう。

前項で述べたように、加齢によって変化しているのは「記憶力」ではなく、「記憶の取り扱い方」である。人間は加齢とともに、エピソード記憶ではなく意味記憶を優先的に保持するようにシフトしていく。つまり、年を重ねるにつれ新たなエピソード記憶の獲得は難しくはなるが、その分、意味記憶は増えていくので、脳は無意識の中でより深い機能を発揮しやすくなっているのである。

言葉にできない記憶は蓄積する

陳述記憶と対をなす「非陳述記憶」は、スポーツなどの身体感覚を伴う技能や運動の巧緻性などに関する「手続き記憶」と、喜びや恐怖といった感情と結びついた「情動記憶」に分けられる。

運動時の身体の使い方は非常に複雑で、小脳と、大脳の深部に存在する「大脳基底核」という部分が関わっている。ボールを投げるときに体をどのように使うか、あるいは自転車に乗るときにどのようにバランスを取るかといったことなどは、言葉で説明はできない。このように、言葉に置き換えることが難しいのは、多くの場合「身体の使い方」に関する記憶で、「手続き記憶」と呼ばれている。

一方の「情動記憶」は、目の前の出来事や情報に接したときに、どのような情動が起こったのかをインプットした記憶のことで、日々接する情報に対してどのような情動が起こりやすいかといった傾向にも影響を与えている。同じ映画を見ていても、どのように感じ、どんな感情が呼び起こされるかといった傾向は人によってさまざまである。このような、個々人による感情の動き方の差は、実は情動記憶によってもたらされているのだ。

これらの非陳述記憶は、まったくの無意識の中で働いているという点が特徴である。非陳述記憶（手続き記憶、情動記憶）と前出の意味記憶は、言葉として意識の中で想起していなくても常に働いているのだ。例えば、我々は文字を書くときや箸を動かすとき、身体の使い方をいちいち意識することはないだろう。また、情動にまつわる記憶も、その後の無意識レベルでの行動の動機づけとなり、「怒りやすい」「泣きやすい」といったその人の人格や個性と直接結びついている。

人間は、実は自分の行動や判断の多くを言葉として意識していない。代わりに、こうした「言葉にできない記憶」、あるいは「言葉では表現しにくい記憶」が無意識のうちに、恒常的に影響を与えているのだ。人への影響度で考えた場合、こうした記憶の方がエピソード記憶よりも重要な働きをしているのであって、生きていくために決定的な影響を及ぼしていると言えるだろう。

また、こうした手続き記憶や情動記憶といった非陳述記憶は、幼少期に得た記憶であってもしっかりと存在し続けて、ほぼ一生涯失われることはない。これらの記憶は、忘れることなく蓄積していくのだ。

先に述べたように「物忘れ」というのは、主に「エピソード記憶」として思い出すことが十分にできない場合を指す。取り込んだ情報を思い出すことを「想起」と呼ぶが、想起ができなければ、試験などでは役に立たない。しかし、試験が終わってから、「あ、そういうことだった！」と、突然何かのきっかけで思い出すことがある。記憶には濃淡があって、その情報につながる関連づけをいくつ持っているかで想起のしやすさが違ってくるわけだ。多くの人が試験勉強の際にやっている、ノートにまとめたり、声に出して読んだりするような行為は、実は複数のルートを作って記憶を確かにし、想起のしやすさを得るための合理的な戦略と言えるであろう。

とはいえ、試験のような特殊な状況を除き、私たちが日常生活を送るうえではエピソード記憶を想起できなくても、つまり物忘れをしても、生きていくために決定的に不利とはならないだろう。これらの物忘れは認知症のような、生活が困難になる状況とはまったく違う。忘れないようにと躍起になる必要はないのである。

脳と記憶のメカニズム

ここで少し、脳の働き方と記憶の仕組みを説明していこう。少々込み入った話も出てくるが、メカニズムがわかれば、記憶と忘却が理解しやすくなるはずだ。

脳には記憶情報を伝える神経細胞（ニューロン）と、記憶を定着させるうえで重要な働きをする3種類のグリア細胞（アストロサイト、オリゴデンドロサイト、マイクログリア）が存在する（拙著『脳の寿命を決めるグリア細胞』参照）。その比率は年齢や個人差も大きいが、ニューロンが2割、グリア細胞が8割程度というのが平均的である。

図2　ニューロンの構造

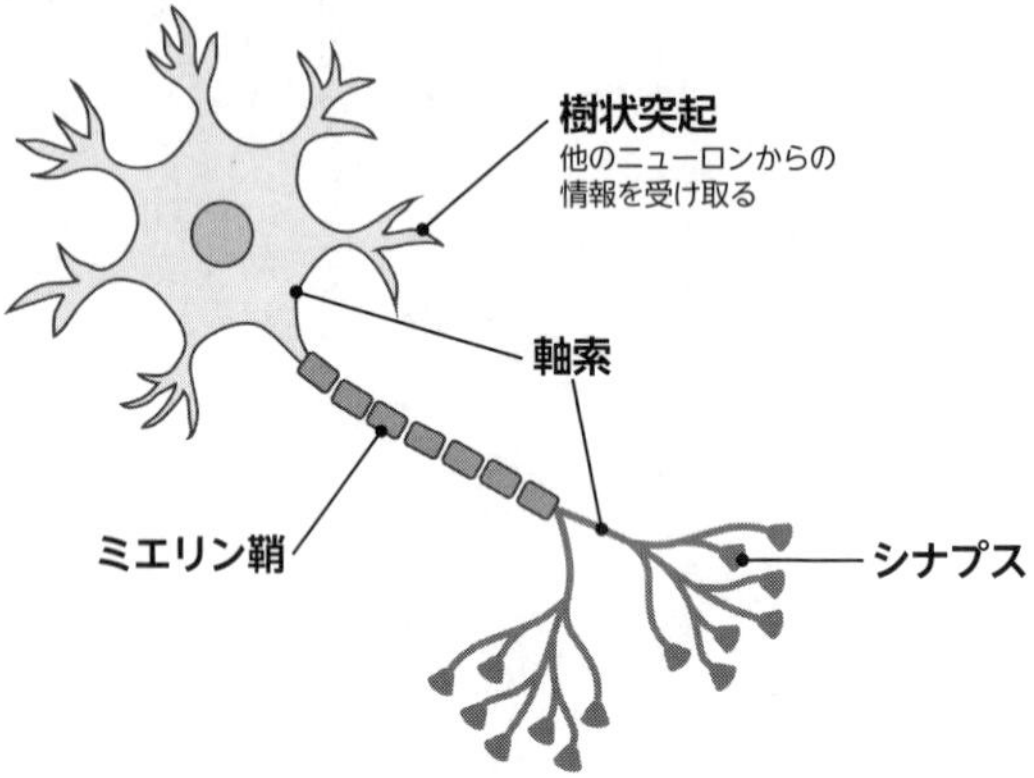

ニューロンは、一方の端に細い木の枝のような形の「樹状突起」を数百〜千個ほど有しており、この突起でほかのニューロンからの記憶情報を伝える信号を受け取っている。そしてそれを電気的な信号に変換したうえで、軸索という比較的長い突起に流している（図2）。おそらくここまでの流れは、多くの人がイメージする脳の働き方に近いのではないだろうか。しかしその先がコンピュータとは違う、生きた脳の働き方の真骨頂だ。

ニューロンの末端に「シナプス」というニューロン同士をつなぐ組織があり、

図3　シナプスは記憶情報の橋渡し役

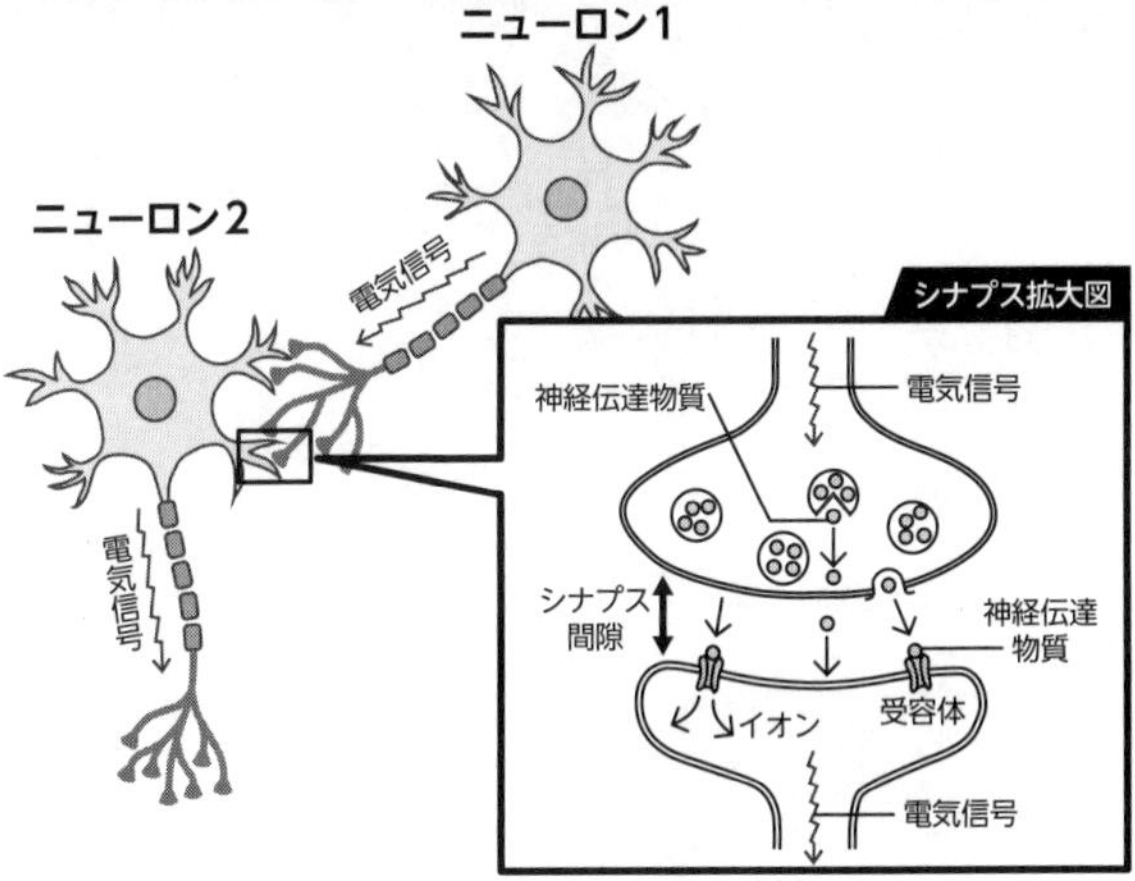

情報の受け渡しをしているのだ。シナプスを介したニューロン同士には少しだけ隙間があり（シナプス間隙という）、この隙間を通して化学物質（神経伝達物質やイオン）のやりとりをしている。

情報を受け取る側のニューロンでは、この隙間から神経伝達物質やイオンを受け取る受容体を装備しており、受け取った「化学物質による信号」をもとに「電気的な信号」を作り出している（図3）。

つまり、ニューロン同士の隙間では、「電気的な信号」をわざわざ神経伝達物質やイオンといった「化学的物質を用いた信号」に変換し、それを再度「電気信号」に置き換えているのだ。こうして記憶にまつわる情報を「電気信号」から「化学物質信号」に置き換えている点が、脳における情報伝達の特徴なのである。

なぜ、このような冗長なシステムを採用したのか？　情報を流すだけなら電気信号だけの方がはるかに迅速で効率的に見えるが、なぜそうしなかったのだろうか。

その理由はなんと、「忘れるため」だったのだ。次の章で詳しく説明するが、シナプス間で化学物質をやりとりすることによって、情報の流れ方や記憶の残り具合を調節することが可能となる。電気信号のまま伝達してしまえば、この後詳しく説明する化学物質による「忘れる機能」を発揮することは困難になってしまうだろう。

脳がそこまでして積極的に忘れる機能を宿しているのはなぜなのか。その理由について知るために、まずは記憶が作られるまでの過程について見ていこう。

どのようにして記憶が作られるのか？

図4　記憶の保存場所

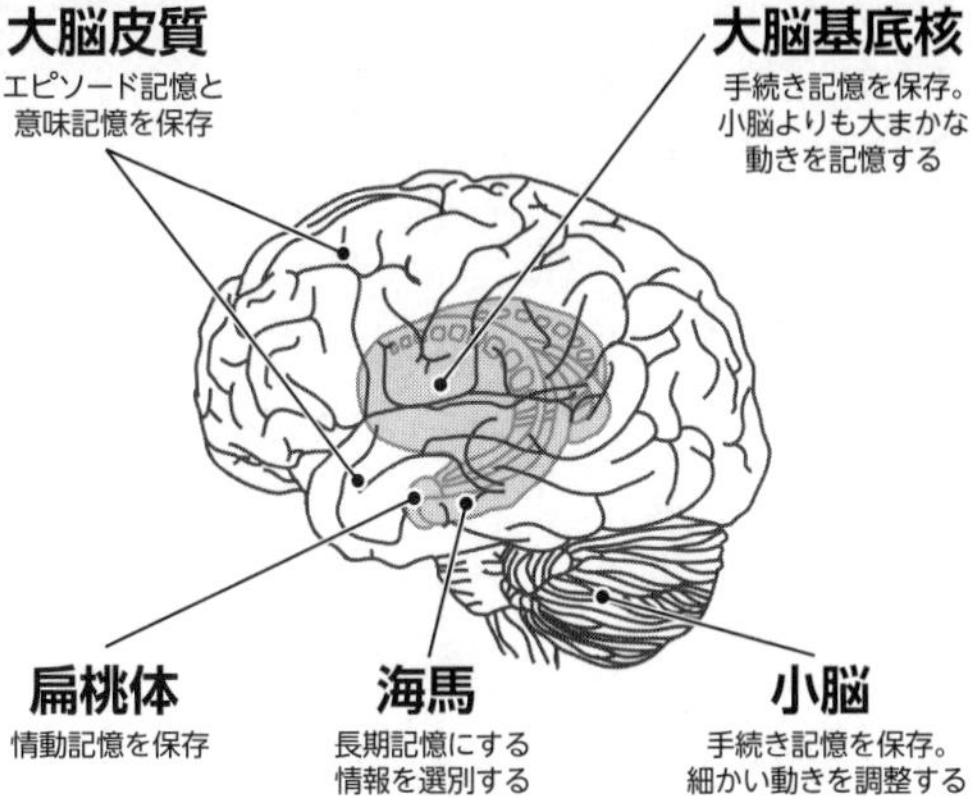

記憶の際に主に働く脳の部位は、先述の記憶の種類によって異なる。言葉にすることができる「陳述記憶」は、主に海馬と大脳皮質を使う。言葉にすることが難しい「非陳述記憶」のうち、スポーツの技能など身体感覚を伴う「手続き記憶」は、大脳の深部にある「大脳基底核」や小脳、情動を伴う体験をインプットした「情動記憶」は、扁桃体という海馬に接した辺縁系の部位が中心になっている（図4）。

陳述記憶においては、「海馬」という側頭葉内側部にある部位が大活躍する。重要な部位のため、認知症に関するテレビ番組や記事では、「海馬」という言葉が頻繁に登場する。認知度が高まったためか、私の外来診療でも脳のMRI画像を見せて病状を説明すると、「それより先生、私の海馬はどうですか？」と聞かれることが多くなった。

海馬が記憶の形成に必須な部位であることは、マウスなどを使った実験によっても明らかにされている。実験で海馬に放射線を当てて機能しないようにしてしまうと、たとえほかの部分が健康な状態であっても、新しい記憶が形成されなかったのである。アルツハイマー病においても、この海馬の萎縮、すなわち細胞の減少が高頻度に見られることもわかっている。

陳述記憶は、まずこの海馬において形成されているのだ。記憶を作り出すための重要な働きとして、海馬では記憶する情報に応じてシナプスの形や機能を一時的に変化させ、情報を伝達する効率を上げている。具体的には、「シナプス自体が大きくなる」「神経伝達物質の数や、それを受け取る受容体の数が増える」といった変化である。こうしたシナプスの伝達機能の強化は、脳科学の世界では「シナプス可塑性」と呼んでおり、これ

図5 記憶とは「シナプスの強化」によるもの

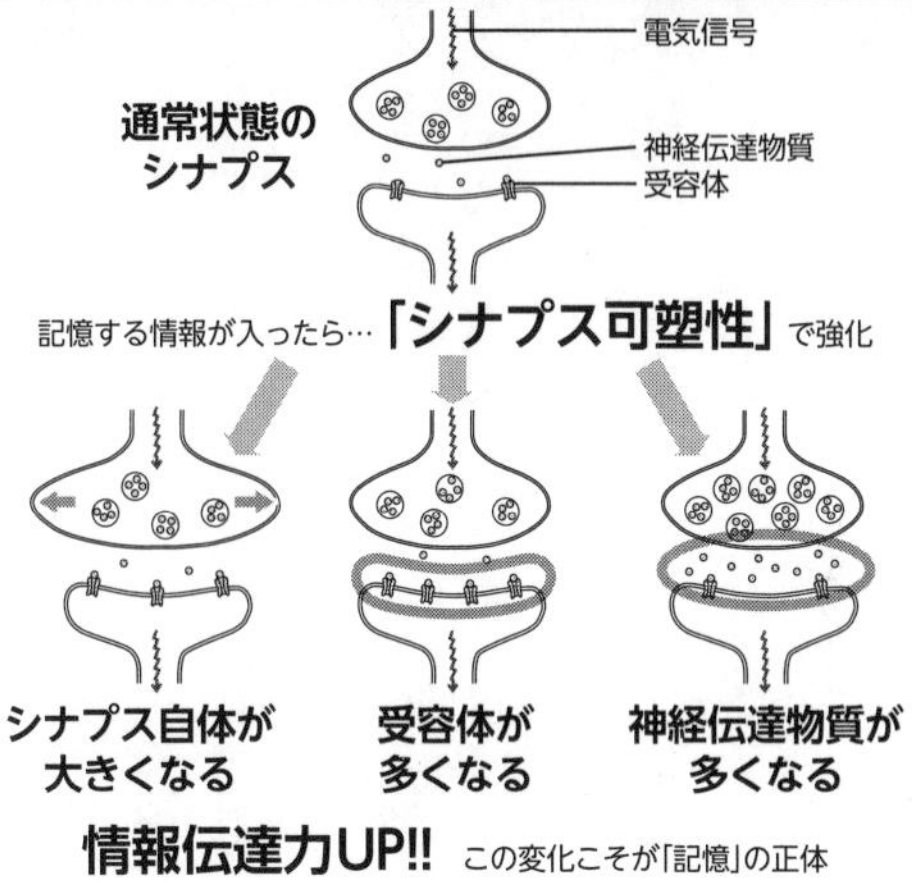

が記憶の形成に関わる重要な要素となる(図5)。

シナプス強度が増加するということは、シナプスを介して次のニューロンに情報が流れやすくなり、その神経回路自体が活性化しているということになる。それによって脳というシステムに、わずかではあるが変更を加えて、次の刺激により適切に対応できるようにしている。これが、「記憶」の実体だ。

記憶とは、一般的には「物事を忘れないで覚えておくこと」と解釈されるが、より広い意味では、「環境からの刺激で脳内に起こった変化」と捉えることができる。記憶を得た後の脳は、シナプスの強度が変化し、またそれを支えるグリア細胞の働き方が変更されていて、その後に経験する刺激に対する脳の反応性が変化しているのだ。

おそらく多くの人が、記憶というのは鉄道の新たな路線を作るように、「無の状態から新しく生み出されるものである」といったイメージをお持ちなのではないだろうか？　情報を得ることによって、ニューロン同士の新しい回路が作られている、と。

しかし、違うのである。記憶はほとんどの場合、既存のニューロン同士の結びつき方が強くなったり、弱くなったりすることによって作られていたのだ。言ってみれば、駅の改修工事をして人の流れを良くしたり、電車自体を改良することでより速く、多くの人を運べるようにしたりといった工夫である。

少なくとも10歳以降の成熟した脳では、記憶や学習のための新しい神経回路が作られることはない。成熟した脳には、新たな記憶のための「神経線維」の伸長を抑える機構が備わっており、神経回路の組み換えが起こらないように作られているのである。これは、グリア細胞の一つであるオリゴデンドロサイトの作り出す「ミエリン鞘《しょう》」という膜組織の働きである。

なぜ、新規の記憶を取り込む際に、新たな回路を作らないのか？　その理由は後ほど詳しく説明するが、脳の神経回路が日々更新されていたら、昨日できていたことが今日はできなくなっているかもしれず、昨日知っていたことを今日はすっかり忘れているかもしれないからである。そうなってしまえば非常に困るばかりでなく、そもそも生き残っていくことができない。そこで脳は、「新たな神経回路を作る」という進化の道を選ばなかったわけである。

こうした機能によって、人は記憶をもとにして「考える」ことが可能となる。脳は、シナプスの変化を促すことで記憶を作り出し、それをもとに考えることができるよう進化してきたのだ。

海馬の「短期記憶」から大脳の「長期記憶」へ

実は、海馬でのシナプス可塑性によって記憶が形成されても、その多くは数十秒から数十分しか維持されない。あくまでも短期の記憶なのである。頭の中でその記憶を何度も繰り返す、つまり繰り返し信号を流すために意識のもとで思い出すこと（リハーサルと呼ぶ）をしないと、その記憶はどんどん消去されていくことになる。記憶を維持するうえで重要なシナプスの強度は、強くなることもあれば、逆に弱くなることもあるからだ。

記憶を長期間にわたって安定なものとするためには、その情報によって変化した海馬の神経回路から、大脳皮質の神経回路に保存場所が移動していることが必要になる。たとえるなら、「短期記憶」は財布のお金で、「長期記憶」は銀行預金のようなものだ。財布のお金は常に流動的で出たり入ったりするが、銀行に預ければ簡単には使えないので安定的であり、たいていは徐々に蓄積して増えていく。

保存場所を大脳に移動させるためには、海馬においてシナプス強度が増強された後、先ほどのリハーサルによって何度も信号を流すことでその信号を大脳に伝え、大脳皮質のニューロンにおいてもシナプス強度を強くする必要がある。こうした作業によって、長期にわたって保持される記憶は、広範な大脳皮質に蓄えられていると考えられている（図6）。

意外かもしれないが、実は記憶の形成には、タンパク質が大きく関わっている。海馬のニューロンにしても、大脳皮質のニューロンにしても、シナプス強度を変化させる際には、必ずタンパク質の合成が伴う。シナプスの形を決めるのはタンパク質であり、神経伝達物質を分泌させるシナプス小胞も、その受容体も全てタンパク質でできているためである。

海馬で短期的な記憶を作り、それが大脳皮質での「安定した記憶」（長期記憶）に変化していくには、その一連の過程の中で多くのタンパク質の変化が必須になるのだ。もし仮にタンパク質が補給されなければ、我々人間は記憶を作り、記憶を維持していくことが難しくなるだろう。記憶はタンパク質が作り出していたのである。

図 6　短期記憶→長期記憶への移行過程

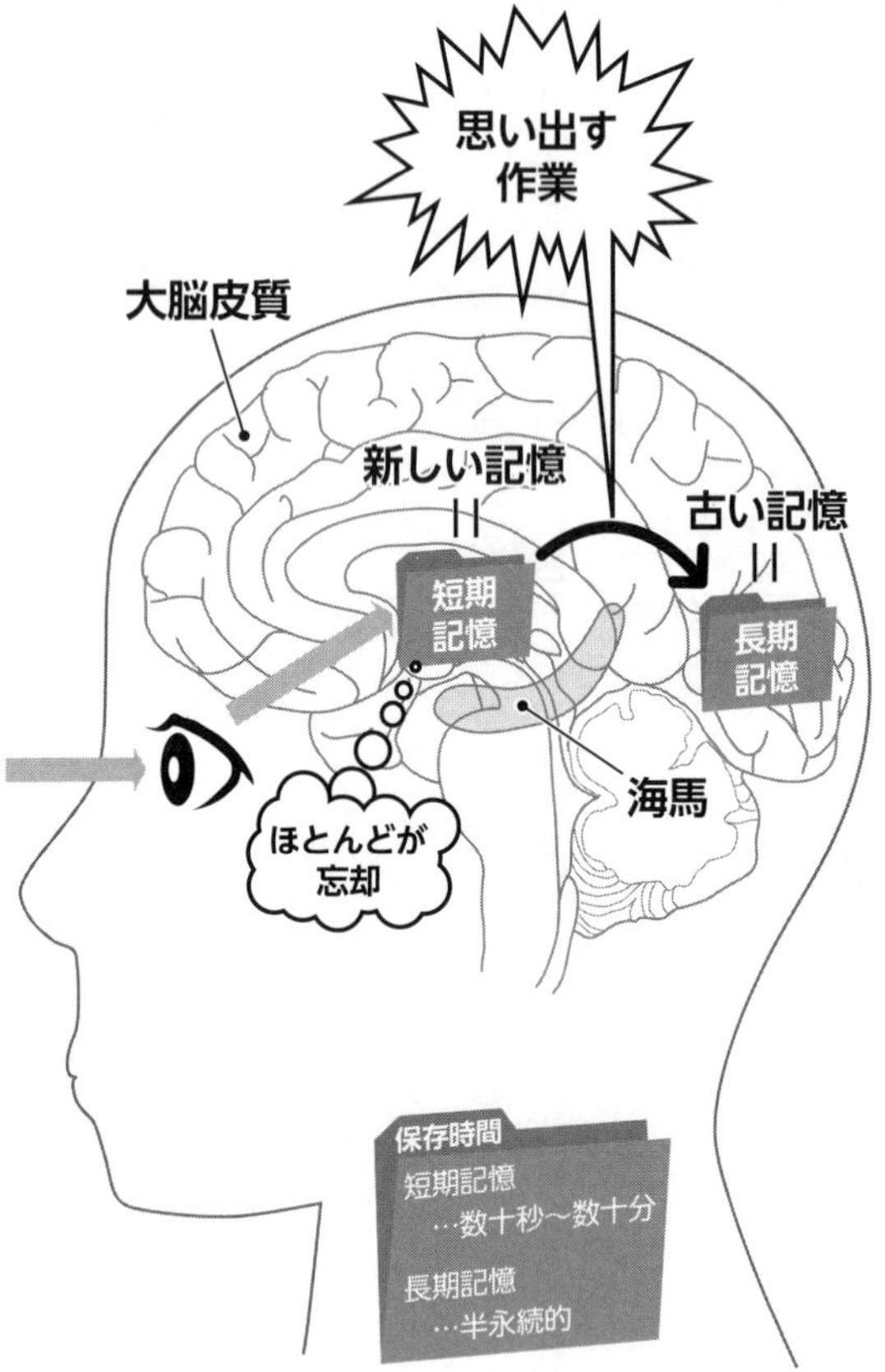

図7　ニューロンを束ねる「アストロサイト」

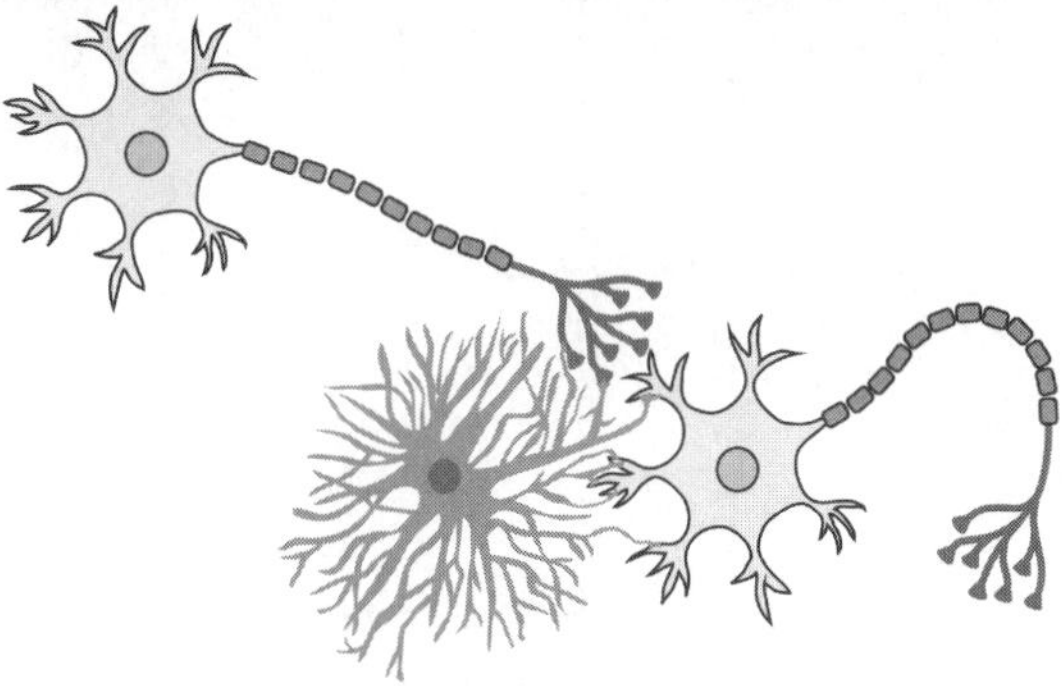
アストロサイト
豊富な突起によるネットワークで、
一度に多くのニューロンを動かす。
短期記憶から長期記憶への移行に必要

また、短期記憶から長期記憶への転換において、近年新たな知見が得られつつある。アストロサイトというグリア細胞の一種が海馬で重要な働きをしていることがわかってきたのだ。

アストロサイトはなんと細胞一つにつき10万個以上の突起を有しており、その突起同士が結合して膨大なネットワークを作り、情報の受け渡しをしているのだ。ニューロンの100倍以上の突起を持つアストロサイトのネットワークは、一度に多くのニューロンを動かすという点で画期的な構造と言える（図7）。

近年の動物実験で、海馬のアストロサイトを働かないように操作した場合、短期記憶は影響がなかったが、長期記憶の形成が阻害されてしまうという結果が得られた。実験の結果から、アストロサイトは海馬での短期記憶から大脳皮質の長期記憶に移行するために必要で、その豊富な突起同士のネットワークが活用されていることが明らかになったのだ。生きた脳の働き方は、アストロサイトの支配下にあると言っても過言ではないだろう。

新たな記憶が海馬の新生ニューロンから作られるのはなぜか？

人間の脳には1千億ものニューロンが存在し、それらの作るネットワークは膨大ではあるものの、当然ながら無限ではない。既存のニューロンだけで新しい情報に対応していたらとても間に合わないので、記憶を獲得する際には、新しいニューロン（新生ニューロン）が作られることになる。

新しいニューロンが作られることを「神経新生」と呼んでいるが、この現象は主に短期記憶の生産場所である海馬において起こっており、長期記憶を保管する大脳皮質では神経新生は決して見られないのだ。記憶を作るうえで必須な部位である海馬は、成人の脳で神経新生が起こる数少ない部位の一つであり、新しい記憶を獲得するためには、海馬における新生ニューロンが必須だったのである。

とはいえ先述したように、成熟した脳では新たな神経回路が作られることはなく、神経ネットワークそのものの骨格は変更されない。そのため、新たなニューロンが際限なく作られれば、限りあるスペースに空きがなくなる。脳は記憶の全てを保存するようにできてはいないのだ。

限りあるスペースに対して、どのように対応しているのか。驚くべきことに、海馬での新生ニューロンが、古いニューロンを消去していることが明らかになってきた。記憶の獲得によって、古い記憶が消去されているのだ。これについては第2章で説明するが、忘れることができなければ、新たな記憶の獲得はできないのである。

それにしても、新たな記憶が、短期記憶の生産場所である海馬の新生ニューロンから作られるのはなぜなのか？　それは、大脳皮質に蓄えられている既存の記憶（長期記憶）を混乱させないために有効な手段であるからだ。

仮に海馬を経由せず、いきなり新たな情報が大脳皮質に新規の回路として組み込まれたらどうなるのか？　新しい記憶がいきなり大脳に保存されるためには、長期記憶の保管庫である大脳で、記憶にまつわる回路の変更が必要になってくる。

これだと、長期で保存していた過去の知識・経験が次々と消去され、上書きされて更新されていくことになってしまう。今日の自分は昨日の自分とは違うということになり、自己の統一性を失ってしまうことになる。

こういった「上書きされる変化」では困るのである。脳は、その人の歴史を蓄えていくことによって価値が高まる臓器なのだ。過去の経験・知識を常に保存したまま、必要な部分が変化していくということでなければ、進歩とは言えない。

上書きされる変化では、過去の経験から学ぶことができず、自分に適さない環境や外敵を避けることもできなくなる。最終的には社会の維持も困難となり、人類という種の存続の危機につながってしまうことになる。そうであったら、人類はここまで進化していなかったはずだ。

そこで人類が取った手段が、新規の記憶はひとまず海馬に集めて、その中で本当に重要な情報は時間をかけてゆっくりと大脳皮質に移す、という戦略である。

ほぼ無限とも言える新規情報に対して、無条件で大脳に取り込んでしまうのではなく、ひとまず海馬での新生ニューロンを対応させて重要なものだけ大脳皮質の保管庫に移動させるという点で、見事な戦略とも言える。

こうした戦略を取った脳において安定した長期記憶となるには、記憶を獲得してから不断の努力によって、その情報に関するニューロンネットワークを刺激しておく必要がある。その「繰り返す刺激」こそ、真に重要な情報であると脳が判断する根拠となるわけだ。

つまり、記憶の大半は消去される運命にあると言ってもいいであろう。試験前に短期間で詰め込んだ記憶は、長期記憶を保持している大脳皮質でのニューロンネットワークに安定的に組み込まれていないために、試験が終われば急速に失われていく。

ニューロンネットワークは有限なため、もし仮に試験のときに詰め込んだ記憶がそのまま残るとしたら、新規の情報が取り込めなくなってしまうだろう。一夜漬けで詰め込んだ記憶の大半を忘れてしまうのは当然であり、健全なことなのである。

詰め込んだ記憶のうち、その後の人生で必要なものだけが大脳に定着して残り、それ以外は「その情報がどこにあるか？」といった大まかなことを記憶しておけば十分である。そうすることで、「一度はそのことを記憶した」という痕跡が残り、後でそれを経験したときに「ああ、これか」「このことだったんだ！」と実感することもあるだろう。そのとき初めて、その記憶は大脳に刻まれることになるのだ。

ここまで、忘却を理解するための「記憶のメカニズム」を見てきた。次章では、本書のハイライトである「忘れ」について詳しく解説していこう。

第2章　脳が持つ「忘れる力」——忘却で新たな記憶を獲得する

シャーロック・ホームズは忘れっぽい賢人

物事を非常によく覚えている人と、認知症というわけでなくても忘れっぽい人がいる。学校の試験では多くの場合、記憶の量が問われ、覚えている人ほど良い点数がつく。しかし社会に出てからは、物覚えの良い人がいい仕事をして社会への貢献度が高いかというと、決してそうとばかりとも言えないだろう。

巷《ちまた》には大量の情報を瞬時に記憶する記憶術の講座がたくさんあるが、膨大な量の記憶ができる〝暗記マスター〟が社会で突出した活躍をしている例をあまり聞いたことがない。むしろ、普段忘れっぽい人の方が、大きな仕事を成し遂げているようにも見える。著名な実業家やイノベーションを起こした方々も、必ずしも博覧強記な人ばかりというわけではないだろう。皆さんのこれまでの出会いの中にも、思い当たる人はいるのではないだろうか？

〝忘れっぽい賢人〟が出てくる象徴的な作品が、100年以上前に生まれている。アーサー・コナン・ドイルの探偵小説『シャーロック・ホームズ』シリーズである。

同作の主人公・シャーロック・ホームズは、優れた観察眼と推理力で数々の難事件を解決する名探偵だ。しかし、相棒のワトソン博士はホームズと出会った当初、ホームズのあまりの無知ぶりに感嘆する。彼は、コペルニクスの地動説も太陽系の仕組みも知らなかったのである。そしてその知識を教えてもらった後、ホームズはなんと、「そのことは忘れるように努力しよう」とまで言っている。

彼は脳を、スペースに限りのある「屋根裏部屋」に例えたうえで、「愚かな人間は手当たり次第にガラクタを詰め込むものだから、役に立つ知識を入れる場所がなくなるか、取り入れても他のものとごちゃまぜになって、取り出すことができなくなるのだ」とワトソンに私見を述べる。


そしてこう続ける。

「この小さな部屋の壁は伸縮自在で、いくらでも広がると考えるのは大きな間違いだ。新しい知識を加えるということは、むかし覚えたことを忘れるということなのだよ。だから、無用の知識を採り入れて、有用な知識を追い出したりしないようにするのが非常に大事なのだ」（『シャーロック・ホームズ全集1　緋色の習作』より）。

こうした考え方を作中で披露したコナン・ドイルの先見の明には、目を見張るものがある。ホームズのような考え方は、作品の生まれた時代から150年近くが経った今日、その多くが脳科学的に合理的であると証明されつつあるのだ。

脳の容量は有限である。そして、仮にその容量をどんどん増やしていくことができたとしても、その維持には膨大なコストを要し、蓄えられた記憶どうしを適切につないでいくことは容易ではない。多くの知識を溜め込めば優れた判断ができるというのは間違いであり、むしろ余分な記憶・知識は適切な判断や考えの雑音となってしまうこともある。忘れることによって初めて、脳は新しい記憶を取り入れ、その人らしく「考える」ことができるようになるのだ。

第2章では、最新の脳科学の知見をもとに、脳が持つ〝忘れる脳力〟を紹介していく。そして、「忘れに対してどのように向き合えばいいのか」をお伝えしていくことにしよう。

忘却とはタンパク質が壊されること

第1章で見てきたとおり、記憶の獲得には脳全体が関わる実にダイナミックな変化が背景にあった。記憶を形成する「シナプス可塑性」の中心的役割を果たすのが、タンパク質であった。シナプスの形も、神経伝達物質を運ぶカプセルも、それを受け取る装置である受容体も全てタンパク質でできているからである。

「記憶はタンパク質でできている」という事実については、意外に感じられた方も多いのではないだろうか？　そして記憶がタンパク質で作られるということは、当然ながら、「忘却」にもタンパク質が大きく関わってくる。

忘却とは、タンパク質が〝壊されること〟によって生じる現象なのである。

そして忘却には、自然な時間経過でタンパク質が壊れていくことで生じる「受動的な忘却」と、記憶に関わっているタンパク質を積極的に壊すことによって生じる「積極的な忘却」があるということが明らかとなっている。記憶のもととなるタンパク質の崩壊は時間経過とともに自然に起こることであるが、これと同時に、エネルギーを使って積極的にタンパク質を壊していく作業もなされていたのだ。

記憶に関わるタンパク質を積極的に壊していくというのは、一見すると不可解な現象に思える。時間が経てばタンパク質は自然に壊れ、ニューロンも徐々に死んで減少していくのに、なぜ、わざわざエネルギーを使ってまで記憶を消していく必要があるのだろうか？　これこそ本書で最も強調したかった点である。ではさっそく、「受動的な忘却」と「積極的な忘却」について見ていこう。

受動的な忘却

記憶のもとになるタンパク質は壊れやすい性質のため、時間経過とともに徐々に壊れていく運命にある。そのため、忘却のうちの一定量は特にエネルギーを注がなくても、時間が経てば自然に生じるものなのだ。これが「受動的な忘却」である。

時間経過によって、記憶に関わるタンパク質はどのように崩壊していくのか。

記憶のもとになるタンパク質は、20種存在するアミノ酸が多数、直線状につながって

図8　タンパク質の構造

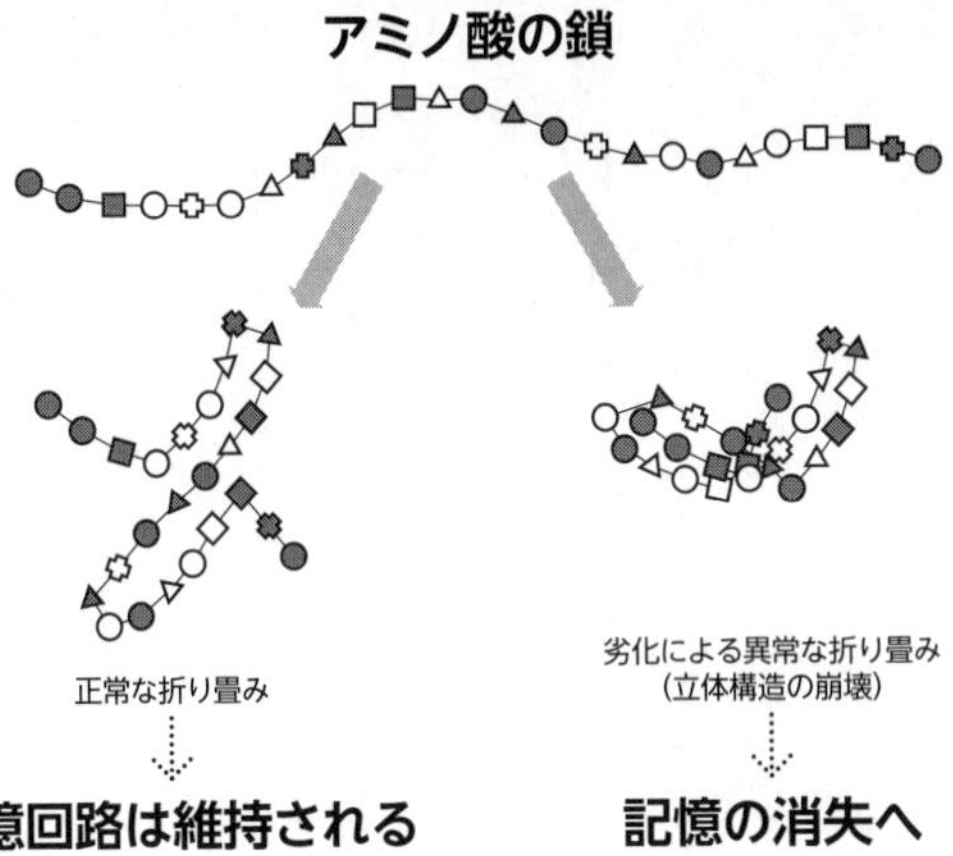

できた分子（図8）で、その長い鎖状の構造が「どのように折り畳まれるか？」が非常に重要となる。折り畳まれ方によって立体構造が決まり、発揮される機能が左右されるからだ。

そして、タンパク質の立体構造の維持には常にエネルギーを必要とするため、その維持は決して容易なものではなく、時間経過とともにその立体構造は自然に崩れていく運命にある。記憶の構成要素であるタンパク質が劣化し立体構造が崩壊すれば当然、その記憶回路を維持するのは困難になっていくのである。

タンパク質の折り畳まれ方を含めた品質管理をしているのが、細胞内部にある機能構造の一つ「小胞体」である。タンパク質の不良品が多くなるとその負担が増し、劣化したタンパク質によるシナプス機能の障害をもたらすとともに、「小胞体ストレス」として細胞死につながってくる。

また、立体構造が崩れたタンパク質は「凝集」と言って、多数のタンパク質がくっついてしまう現象を起こしやすくなる。凝集したタンパク質は、排出も分解もままならなくなり、その場にとどまって細胞機能を損なってしまうのだ。

その記憶に関する回路への刺激が不十分な状態だと、崩壊までのスピードは加速することになる。そのことを思い出すことによって繰り返し流れる電気的刺激がなければ、タンパク質の立体構造の維持に必要なエネルギーが供給されず、必要なタンパク質の新規合成が起こらず、やがてその記憶に関わるタンパク質は崩壊して回路の維持が困難になっていくわけだ。

こういったタンパク質の自然な崩壊は、シナプスの機能を低下させて、記憶の消失へとつながっていくことになる。

死があることで生命が脈々と進化を遂げてきたのと同じように、脳も「タンパク質が生まれて死んでいく」というサイクルを通して変容し、環境に適応させていく。情報を記憶として取り込むときにタンパク質を合成してシナプス機能を強化する一方で、そのタンパク質は必要がなければ自然に壊れて、シナプス機能は元に戻っていくことになる。タンパク質の崩壊、すなわち忘却こそが、環境の変化に応じた脳の変化をもたらし、脳を進化させてきたと言ってもいいのかもしれない。

積極的な忘却

時間経過とともにタンパク質が崩壊する「受動的な忘却」を見てきたが、これと併せて、記憶に関わるタンパク質を積極的に破壊したり、記憶回路の崩壊を進めるようなタンパク質の合成をしたりすれば、忘却はもっとずっと速く進んでいくことになるだろう。

実際に、脳ではそうした「積極的な忘却」が生じているのである。脳は記憶の維持に努めるどころか、むしろ記憶をいち早く消去していたのだ。
なぜ、このような積極的な忘却が起こるのだろうか。

成熟した成体はもともと、変更を嫌うようにできている。これは「恒常性の維持」といって、生体の大原則である。例えば体温の変化に対し、発汗や血流の変化などで元の状態に戻すよう調節しているのは実感できるところである。

脳においても、毎日の生活や仕事の中で得られる膨大な情報は、否応なく脳の状態を変えていく。新しい記憶は「脳の恒常性を脅かす変化」とも言えるが、こうした変化に対し、生体のシステムとしては常に元の状態に戻そうという「恒常性維持」の力が働いているのだ。

恒常性維持のために、脳は情報によって変化したタンパク質の合成、そしてそこからもたらされるシナプスの強度を元の状態に戻そうとする。そして、その記憶に関わるタンパク質を積極的に消去していく。タンパク質の合成が元の状態より増えたのであれば、その合成量を元に戻し、同時に積極的に分解することによって元の状態に戻ろうとする力が働くことになるわけだ。

そして驚くべきことに、忘却を積極的に進めるタンパク質の存在が明らかとなってきた。「Rac1（ラック・ワン）」という分子である。

この分子は「低分子量Gタンパク質」と呼ばれるタンパク質グループの一つであり、細胞内の情報伝達において、伝達を促すスイッチ役を果たしている。そしてこの分子は、細胞の形やその運動、細胞同士の接着、そして遺伝子をどのように使っていくかということにも関わっており、その働きは多岐にわたる。

このRac1が発現すると、積極的な忘却が起こることが明らかとなってきた。Rac1は「アクチン線維」という細胞骨格の形状に変更を加える働きも持っていて、この働きがシナプスを作る場として重要な細胞突起の消失につながるので、シナプスは退縮し、記憶が失われることになるのだ。

積極的な忘却を促す「Ｒａｃ１」は、どういったときに増えるのだろうか？　Ｒａｃ１が増える状況は、新しい情報にワクワクしてドーパミンが豊富に分泌されたときである。後ほど詳しく説明するが、ドーパミンを作る神経は海馬にも豊富に分布しており、シナプスの変化を引き起こして、新しい記憶を作ることを促進する。こうした変化に呼応して、脳は同時にＲａｃ１を活性化させ、古い記憶を消していくことになるのだ。

「脳は積極的に、記憶を壊すためのタンパク質を生成している」という事実に、驚かれた方も多いのではないだろうか。私自身もこの事実を知ってから、自分の忘れっぽさが許せるようになった。それまでは、「なんでこんな簡単なことが思い出せないんだ！」と情けないやら、腹立たしいやら、落ち込んでしまっていたが、本当に気持ちが楽になったのである。忘れることは、新しいことにチャレンジしている証とも言えるからだ。

積極的に記憶を消す存在は、「Ｒａｃ１」だけではない。

使われる頻度の少ないニューロンは、グリア細胞の一種であり、脳における免疫細胞である「マイクログリア」によって確実に刈り取られていくことになる。マイクログリアが活動性の低いシナプスを形成している海馬のニューロンを貪食・除去しているのだ。これは記憶を長期に定着させるための作業で、働いていない余分なニューロンを積極的に除去することによって、よく使われるニューロンを働きやすくして、効率の良い回路を作る役割がある。

活動性の低いニューロンの連結が多数存在すると、その回路を動かすときの雑音となるためである。余分な情報がたくさん入ると処理に時間がかかり、結果として適切な処理ができなくなる可能性が高まる。比較的よく使われる、「確かな情報」を組み合わせて結論を導いた方が効率的なはずだ。このようにマイクログリアは、電気的な活動度の低いニューロンを刈り取ることによってその神経回路を最適化しているのである。

こうした脳による「積極的に忘れるための不断の努力」の結果、必要な記憶がきちんと維持されることになり、脳の機能が思考、感情いずれの面でも健全に保たれることにつながるのだ。

記憶を獲得するために、古い記憶を消去している

脳による積極的な記憶の消去はこれだけでなく、どこまでも周到であることがわかってきた。第1章で少し触れたが、新たな記憶を獲得するために作られる海馬の新生ニューロンが、逆に海馬の古いニューロンを消去していることも明らかとなったのだ。

実験動物を使った記憶の研究では、床から電気ショックを与えて恐怖を学ばせた後、そのときの環境を再現したときに恐怖記憶で動きがフリーズすることを利用したものが多い。新たな記憶の獲得に必須となる新生ニューロンの生産量は、運動によって増加させたり、放射線や特定の抗がん剤によって減少させたりすることができる。これらによって新生ニューロンの生産量を増減させて、恐怖記憶を憶えているかどうかを調べるのである。

こうした実験の結果、運動をさせることで新生ニューロンを生産する「神経新生」を

増やすと、恐怖記憶によるフリーズの回数が減少することが示されている。運動で神経新生を促すことで、植え付けた恐怖にまつわる記憶の忘却が促進されるのだ。逆に、神経新生を抑えておくと、新たな記憶の形成が困難になる一方で、運動による忘却促進効果が消えてしまうことも、多くの研究者によって確認されている。

つまり、海馬での神経新生を減少させると、海馬における既存の記憶の維持が長期で可能となるのだ。これは言い換えれば、新たな記憶が獲得されなければ、その前に獲得した記憶は残りやすくなるということでもある。新たに生み出されるニューロンは、古い記憶を積極的に消去していたのである。

これは人間においても同様で、新たな記憶の獲得がなければ、忘れる頻度が下がり、既存の記憶がより長く維持される。

こうした記憶の積極的な消去機能の影響で、海馬の少し古い新生ニューロンは、リハーサル（想起の繰り返し）によって長期記憶の保存場所である大脳皮質に移動していなければ、海馬において次々と生まれるもっと新しい新生ニューロンによってどんどん消去されていくことになる。まさに弱肉強食、海馬とは新生ニューロンのるつぼであり、生き残りをかけた壮絶な戦いが常に繰り広げられている場なのだ。

この仕組みの最大のポイントは、新しい記憶に関する新生ニューロンが生まれるためには、物理的にそのスペースを確保しなくてはいけない、という点にある。そのためには、古くなった新生ニューロンを積極的に消去していくことが必要になるわけだ。

これは生命の世代交代に似ていると言ってもいいだろう。古くなった個体が永遠に生き続けていれば、新しい個体が生まれてくる余地がなくなり、その「種」全体としては新しい環境に適応できなくなり、やがて全ての生命は滅んでいくことになる。

同じように、新生ニューロンも常に世代交代しており、古い記憶が場所を明け渡すことによって新しい記憶が生まれ、人類が進化することができたとも言える。忘れることができなければ、私たちは新たな記憶を持つことができず、新しい環境に適応していくこともできず、個人としての成長も、種としての進化もなくなってしまうだろう。生命も記憶も常に変化しているからこそ、未来へと歩みを続けていけるのである。

時間とともに忘却は進む

記憶の獲得と忘却の背景には、タンパク質の生成と崩壊があることを説明してきた。タンパク質は壊れやすく、しかも積極的に忘却を促すタンパク質まで作られていた。それでは、一度形成された記憶はどのくらいの時間経過で消失していくのだろうか？

これを示した有名なグラフで「エビングハウスの忘却曲線」というものがある。横軸が時間経過で、縦軸が覚えている割合である。この忘却曲線では、記憶獲得から20分後には42％の記憶が失われ、1時間後には56％、1日後には74％が失われていくことを示している（次ページのグラフ参照）。そして、1か月後に失われているのは79％であるから、記憶は最初の20分間で忘れるスピードが最も速く、1日後に覚えていたことは1か月後でも覚えている確率が高いということになる。これはマウスやショウジョウバエといった実験動物でもほぼ同じ結果で、最初の20〜30分間で記憶量は急速に減少する。

つまり、本来は30分以内に復習をするのが最も効率が良く、記憶の定着が促進される

エビングハウスの忘却曲線

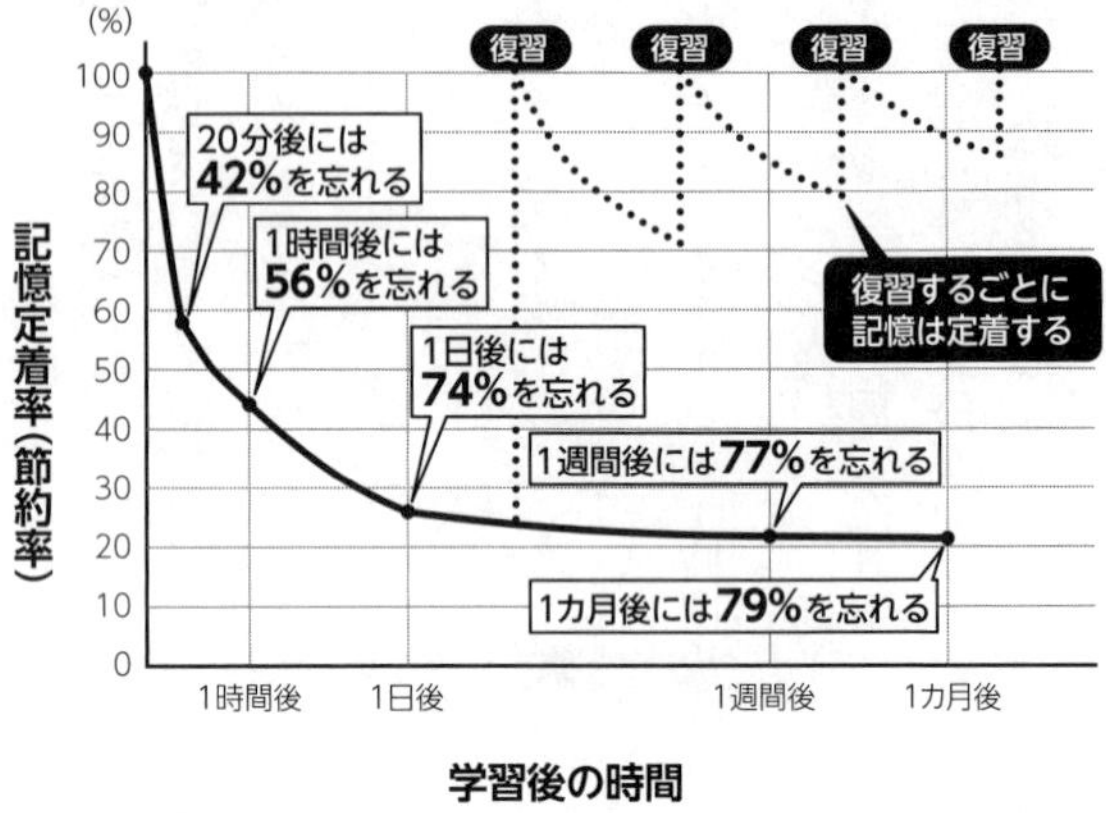

ことになる。そして24時間経ってしまえば、1日後でも1週間後でも復習の効率はあまり変わらないのである。なにか忘れてはいけないことがあったら、とにかく早めに脳の中で反芻しておくことだ。そうしなければ、脳では「特に重要な情報ではない」と判断し、記憶はどんどん消去されていくことになる。それが正常であり、生理的なことなのである。

ちなみに、時間経過によって、「積極的な忘却」と「受動的な忘却」の働き方にも変化があることがわかっている。先ほどの記憶を壊すタンパク質「Ｒａｃ１」を働かないように遺伝子操作した実験動物で経過を見てみると、最初の30分間においては、記憶の減衰スピードにほとんど違いは見られなかった。すなわち最初の30分は、積極的な忘却というよりも、受動的な忘却が関与していることがわかる。

それ以降は、24時間まではRａｃ1が働かない方が記憶の減衰は小さくなり、24時間以降ではRａｃ1が働いていてもいなくても、ほとんど差はなくなっていた。つまり獲得した記憶は、初期の30分でタンパク質の自然な崩壊などによってあっという間に壊れていき、30分以降24時間までは、Rａｃ1が働いて積極的に記憶を消していくことになるわけだ。

このRａｃ1の働きから、「忘れたくないこと」と「忘れたいこと」に関してある程度コントロールが可能である。まず、忘れたくない記憶が作られた後は、少なくともその日一日は神経新生を促進する運動や、Rａｃ1を活性化するようなわくわくした別の情報に接しないように努めることだ。先述したような、積極的な忘却が生じてしまうためである。試験勉強をしてから遊びに行く人は少ないだろうが、できれば日課のランニングなども控えて、そのままゆっくりと寝た方がいいだろう。

忘却曲線は「忘れないため」の文脈で引用されることが多いが、「忘れるため」に活用することもできる。特に忘れにくい、「嫌な記憶」について考えてみよう。なぜ、「嫌な記憶」を忘れにくいのか。その記憶が情動を動かしたこと、そしてその記憶を何度も何度も反芻してしまうことが原因だ。その出来事を思い出しては、「ああすれば良かった」「こうすれば良かった」と考え込んでしまうことは誰でも経験があるだろう。

しかしこれだと、すぐに何度も〝嫌な記憶の復習〟をしているようなものだ。忘れたいような嫌な出来事があったら、出来事そのものを振り返ることはせず、気分の落ち込みといった感情の受け止めだけにとどめるようにしよう。嫌な記憶はすぐに「復習」はせず、最初の1日でなるべくたくさん忘却してもらった方が、長く引きずらずに済むのである。

先ほどのRac1から考えれば、記憶を忘れないように定着させる方法と逆のことをすれば、嫌な記憶を忘れることの手助けとなるだろう。つまり、忘れたい経験をしたら、気分転換に運動をするとか、何も考えずにのめり込めるようなゲームに集中するのが良い。何かに集中していれば、先ほど述べたようにリハーサルをしている余裕もなくなり、ドーパミンの分泌を促して嫌な記憶を忘れることにつながるのだ。

忘れたと思っても、潜在意識の中に眠っている記憶がある

脳では積極的に記憶を消しているという話をしてきた。シナプスを刈り取ったり、あるいはニューロンそのものを死の方向に誘導して除去してしまったりと、脳ではかなり過激なことが行われているのだ。しかし、ここで勘違いしてはいけないことは、「一つの記憶」が「一つのニューロン」「一つのシナプス」「一つのタンパク質」に厳密に対応しているわけではないという点である。

あくまでも記憶は、ある神経回路の電気信号が流れやすくなることで生まれているので、仮に一つのタンパク質が壊されても、「少し電気信号が流れにくくなった」といっ

た程度の変化であり、決して記憶そのものが完全に消されたことにはならない。

例えば、「テレビで見るタレントや俳優の名前が出てこない」といったように、覚えているはずのことがなかなか思い出せないことがある。しばらくすると、ぱっと浮かんできたりすることがあることからも、記憶が完全に消去されたわけではないことがわかるだろう。これは一時的な忘却といわれるもので、すでにある膨大な記憶の中から見つけ出しにくくなっただけにすぎない。

以前、私は何かのパーティであいさつをするときに、関係者の名前がすんなり出てこないので困ったことがあった。後で大変バツが悪い思いをしたのは言うまでもない。

これも記憶のメカニズムを考えれば、当然あり得ることである。記憶を得ても、その記憶だけに関する独立した回路や細胞がある、というわけではないのだから、埋もれてしまうのも無理はない。あくまでも記憶というのは、膨大なニューロンのネットワークの中で、その記憶に関する回路のシナプス伝達の強度が少しだけ強くなっているだけのことなのだ。取り出せなかったのは、その記憶に関するニューロンを使う別の神経回路が刺激されていたか、関連するタンパク質が少し減っていたのだろう。

名前がすんなり出てこなかった人とは、半年くらいの間隔で少しだけ会話を交わす程度の関係だった。会わない間に、さまざまな要因によってシナプス強度は減弱しているので、すぐに名前が出てこないことも十分にあり得るわけだ。つまり一時的な忘却というのは、シナプスの強度が弱まり、膨大な記憶の中で見つけづらいような「淡い記憶」になったということなのだ。


こうした淡い記憶は、ネットワークをフル活動させ、その人に関わる別の人や出来事に関する記憶を手繰り寄せて、かろうじてたどり着くといった程度の記憶とも言える。

そして、淡くなった記憶はいろいろな原因で思い出せなくなる。「のどまで出かかっているのに思い出せない」ということはよく経験されるであろう。最も多い原因が、違う記憶の回路が活性化することによって、ある記憶が思い出しにくくなる「干渉」という現象である。一つのニューロンは一つの記憶に対応するわけではなく、多くの記憶においてシェアされているために起こる現象である。

類似の要因としては「似たような他の記憶を思い出すことによって、目的とする記憶回復が阻害される」というものがある。専門用語では「検索誘導性忘却」と言う。なんだかよくわからない言い回しだが、「思い出したい記憶と似たような記憶を想起してしまうと、思い出したい記憶が見つけ出しにくくなる」ということである。テストやクイズなどでも、名前を思い出そうとして正解と違う似た名前を想起してしまうと、もうその先へ進まないというのはよく経験される。

淡い記憶が思い出せなくなるほかの要因として、「思い出そうとする直前に何か別の刺激が加わっていると思い出しにくい」ということも知られている。これにはドーパミンという神経伝達物質が関与している。

ドーパミンを生み出す「ドーパミン産生細胞」は海馬に豊富な繊維を伸ばしており、新たな記憶の形成に有利となる。逆に、すでに蓄えてあった古い記憶を思い出す働きは弱まってしまうことになるのである。

こうした要因による一時的な忘却は、関わる神経回路の構造に変化はないので、しばらくして別の刺激が加われば、「ああそうだった！」となる。多くの場合、それでまったく問題ないだろう。ただ、お世話になった人の名前がとっさに出てこないと、大変な失礼になるので要注意である。忘れたらひんしゅくを買ってしまうような名前に限っては、時々思い出して回路を活性化させることで、いざというときに備えておいた方がいいかもしれない。

また、ひと口に「淡い記憶」といっても、それらの記憶には濃淡がある。一時的な忘却のようにヒントがあれば思い出せるものから、まったく思い出せないものもある。どうしても思い出せない記憶は、完全に捨て去られたのであろうか？

実は、記憶の中にはまったく思い出せないけれども、「潜在意識の中に眠っていて、無意識の中でその人の行動に影響を与えているもの」がたくさん存在しているのである。記憶の分類の中でふれた「意味記憶」「情動記憶」「手続き記憶」などは、意識されることはなくてもその人の行動に大きな影響を与えている。

忘却というものが意識されるのは「エピソード記憶」が中心であるが、忘れていたはずのエピソード記憶についても、無意識の中にしまわれているものがある。

教科書の内容を覚えていざ試験に臨んだけれど、ほとんど思い出すことができず散々な成績に終わった、といった経験は過去になかっただろうか。それなのに、追試験では前日にもう一度教科書をざっと見直しただけにもかかわらず、スラスラ答えが出てきていい点が取れてしまった、なんてことも。

思い出せなくても、記憶の回路はかなり出来上がっているということがあり得るわけだ。最後の一区間だけつながったら、意識のもとに現れるということもあるだろう。記憶は、0か100かではないのである。

意識の中にはっきりとした形をもって呼び戻されなくても、脳の奥底には眠っているたくさんの記憶がある。そして、その意識されない無意識の中に眠る記憶の断片が、判断能力を形作っていくのである。すぐに思い出すことができなくても、決して無駄にはならないのだ。「一生懸命勉強しても、どうせ忘れるから無駄」などと諦めてしまう必要はまったくない。新たなことにチャレンジし、どんどん忘れていこう。

第3章　絶対に忘れない記憶がある

神経回路に組み込まれた記憶は忘れない

ここまで、忘れるときに脳内で起こっていることについて詳しく見てきた。「脳は積極的に忘れる機能を持っている」ということは、多くの皆さんにとって衝撃的だったのではないだろうか。脳は新しい記憶を獲得するために、積極的に記憶を消していたのである。

ところが一方で、嫌な記憶に限って忘れられなかったりする。そうした嫌な記憶が、人のあらゆる行動にブレーキをかけ、あらゆる場面で頭を悩ませることがある。多くの人にとって、実は忘れることよりも、「忘れたいのに忘れられない」ことの方が、厄介な問題につながっているのではないだろうか。

こうした「忘れたいのに忘れられない記憶」のほか、歩き方や自転車の乗り方といった体の動かし方や、好き嫌いといった個人の嗜好なども、生涯にわたって忘れないものである。

脳が積極的に記憶を消している中で、これらの「忘れない記憶」にはどのような特徴があるのだろうか? この章では、「忘れない」ことの脳科学を見ていくことにしよう。

まだ定着していない記憶については常に忘却の波にさらされ、決して安定的なものではない。一方で、ひとたび神経回路に組み込まれた記憶については、忘れがたい強固なものになる。

脳にどのような神経回路が形成されるかという点は、遺伝的な要素と、幼少時(8歳から10歳くらいまで)の環境によって決まる。神経回路を固定化させるミエリン鞘の形成は、脳の深部、脳幹や間脳、海馬や扁桃体(辺縁系)などでは3歳までに終わり、最も遅い前頭葉でも8歳から10歳までに終了してしまうのである。

手続き記憶や情動記憶などの「非陳述記憶」は、その大部分が脳の深部にインプットされるもので、通常は3歳くらいまでに神経回路の中に組み込まれ、その後はほとんど変更されることがない。

こういった神経回路の記憶は、その人の根幹をなす記憶であり、好むと好まざるとにかかわらず、一生ついて回ることになる。特に恐れや喜びといった情動面でのその人の傾向は、変更不可能と言ってもいい。

変更不可能である以上、その気質が自分の理想とするものでなくても、自分の優れた個性であると前向きに捉えていく方が建設的だろう。生来の気質はあなたの両親が全力でプレゼントしてくれたものであり、人類の発展を支える多様性の根幹とも言えるのだから。

脳深部の神経回路が固定化された後も、「自己意識」「行動の動機づけ」「自己抑制」「共感力」などといった機能は、時間をかけて成熟していく。こうした機能をつかさどる前頭葉は、人類の場合は著しく発達しており、その成熟には時間がかかるため、前頭葉が担う機能は10歳前後まで成長を続けることになるのだ。

こういった前頭葉機能も、10歳を過ぎて神経回路に組み込まれてしまえば忘れることはない。そして、これらの違いが個性を生み、行動の違いや得手不得手を作る。例えば職場において、感情の抑制が強い人は、周りから温厚で信頼できる人と評価される一方で、逆にストレスが溜まりやすいかもしれない。感情の抑制が苦手な人は、周りの人とトラブルを起こしやすいかもしれないが、仲間を束ねて危機を突破するリーダーシップを発揮しやすい場合もある。

こういった個性の違いは、人間の多様性として重要である。もし環境の変化に皆が同じ反応をしていたのなら、人類の未来はもっと暗いものになっていたことだろう。

神経回路が形成される10歳頃までに得た記憶は非常に強固であり、それ以降のシナプスによる記憶とは根本的に異なっている。いろいろと物忘れが気になってきた方でも、自分の名前、どこで生まれたか、どのような両親のもとで育ったのかといった「あなたがあなたであることの証となる記憶」、すなわち神経回路に組み込まれた記憶は忘れていないであろう。嗜好や価値観のほか、「何を喜びと感じるか」「ストレスに対してどのように反応するか」といったことなど、いわゆる性格と言われるものも変わらないはずだ。

何に対して怒りを覚え、どんなことに喜びを感じるかといったことは、人生の在り方を大きく変える要素となる。だからこそ、10歳頃までにどんな経験をさせ、どんな思いをさせるか？　という点が非常に重要になってくる。

子どもがまだ小さいうちに、「人生はこんなに楽しいものだ」ということを刷り込んでしまおう。「自分の存在を皆が喜んでいるのだ」ということを脳の奥底にたたき込んでしまおう。その記憶は一生残り、人生最大の財産となるはずだ。

情動を動かした出来事は忘れない

一方で、ここまで説明してきたシナプス可塑性による記憶、つまり我々が〝物忘れ〟と言うときに指すことの多いエピソード記憶はどうであろうか？　この種の記憶では、シナプスにおいてさまざまなタンパク質を合成し、シナプス強度を変えることによって記憶を作り出していた。そして逆に、記憶のもとになるタンパク質を積極的に破壊するなどし、忘却を促していることも見てきた。

シナプスでの記憶は基本的に生まれては消えていくもので、その中で忘れにくい記憶があるとすれば、それは「情動を動かした記憶」ということになる。

記憶はまず海馬の新生ニューロンによって形作られ、その後、大脳皮質に移行させたうえで蓄えられているが、この海馬に隣接して存在する「扁桃体」こそが、情動を生み出す部位である。なぜ、情動を生み出す扁桃体と、記憶を生み出す海馬が隣接しているのか？

それは、情動を動かした出来事こそ、容易に流れ去るシナプスでの記憶の中でも最優先で残しておくべきものだからである。強い恐怖を感じた出来事があれば、次からはその行動は絶対避けなければ生存を脅かされるし、大きな喜びを感じた出来事があれば、何度でもそれを味わいたいと思うだろう。

大きな危険をもたらす状況や、逆に大きな報酬をもたらす状況を忘れてしまっては、楽しく安全に生きていくことはできないはずだ。「自分を守ってくれる人は誰なのか」ということも、決して忘れてはならない、生存に不可欠な記憶である。そうした最重要な記憶を忘れないために、海馬と扁桃体は隣接して存在し、豊富なネットワークを形成することで「情動を動かした出来事」をしっかりと記憶するようになっているのである。

「あいつに失礼なことを言われてむかついた」「あの上司はねちねちと叱責してきて不愉快だ」といったマイナスな感情から、同僚に感謝されて嬉しかった経験といったプラスの感情まで、情動を動かす出来事は多岐にわたる。特に人間関係をめぐって、マイナスな感情を伴った記憶が頭から離れず、気持ちがふさいでしまった経験を持つ人は多いのではないだろうか。

こんなことは生存に関わらないはずなのに、なぜ？　と思われるかもしれない。しかし、とんでもない。人間が社会的な動物である以上、社会の中での自分の立ち位置を把握することは、生存に直接関わることなのである。社会からはじき出されたら、人間のみならず多くの動物が生きていくことはできなくなる。気にして当然、忘れられなくて当然と考えるべきだろう。では、こういった「嫌な記憶」とはどのように付き合っていったらいいのであろうか?

嫌な記憶をどう忘れるか

扁桃体で生み出された恐怖や怒りといった情動は、脳幹からノルアドレナリンという神経伝達物質を分泌させる。このノルアドレナリンを作るニューロンが、実は海馬にも豊富な神経線維を送っており、この刺激によって、記憶に必要なニューロンを生み出す「神経新生」が活発になることも明らかになっている。

このように、情動を動かした記憶は脳にしっかりと刻み込まれることになるが、これらは生きるために重要であると同時に、不安感やストレスとなって私たちの体に悪い影響を与えることがある。

私たち人間の脳において、不安感やストレスが過剰になって起こる病気の代表格は、やはり「うつ」ということになるだろう。うつ傾向となってしまった場合、グルグルと同じ心配事や否定的な考えが頭をめぐる「反芻思考」に陥ってしまう。

また、衝撃的な場面を見てしまった、ひどい誹謗中傷にあった、大事な野球の試合で大きなエラーをした、といったような、大きく情動を動かしたうえに、未来の自分にまったくプラスになりそうもない記憶もある。いわゆる「トラウマ」である。

そこまでいかなくても、周りの人たちとの些細な行き違いや、非礼な態度を受けたときの不快感などもストレスとなり、積み重なれば「うつ」の発症につながってしまうこともある。

こういった否定的な考えや不安感は頭の中を繰り返しめぐり、常にその記憶の回路を刺激しているために、ここまで説明してきたような「忘れるメカニズム」が発動しない。当然、不安感はますます強くなり、気分はより一層落ち込んでしまうだろう。不安・ストレスというのは長引く情動とも言えるものであり、不安感によってその記憶は常に刺激を受けて、増強されることになってしまうのである。

それでは、嫌な記憶を忘れ、不安感を軽くしていくためにはどうしたらいいのか？

意外かもしれないが、不安を遠ざけるのではなく、まずはしっかりと落ち込むことが必要なのである。その現実を真正面からしっかりと受け止めて、時には自分の力不足を認めてしまおう。

不安を和らげるために、「その不安感に一時的にどっぷりつかって十分に落ち込む」というのは逆説的なようにも思えるが、なぜ、落ち込むことが重要なのだろうか？

落ち込んで何もやる気が起きず、ぼーっと過ごす時間は、そのことを記憶に残しにくくするからだ。

第4章で詳しく話をするが、これには脳を動かす2大システムである「集中系」と「分散系」のうち、分散系が関わっている。

「集中系」は、何かの課題や目的に向かって集中的に作業をしているときに活性化する脳内ネットワークであり、逆に集中しているときには抑制されているのが「分散系」である。分散系は過去の記憶をもとに脳が働くときに活性化しており、新たな情報は取り入れないように働くことが特徴だ。気分が落ち込むことで、この分散系が活性化する。

これが新生ニューロンを減少させて、嫌な現実に関する記憶を残りにくくする。ここで注意してほしいのは、「落ち込んだ感情」を受け止めることは嫌な記憶を忘れるうえで効果的だが、「出来事そのもの」を詳細に思い起こしてしまうと、むしろ逆効果となる点だ。前の章で述べたリハーサル効果によって、その記憶は大脳皮質に移動して長期記憶として残りやすくなってしまうからだ。

記憶を残りにくくした後は、その記憶を積極的に消していくことを目指そう。

新しい知識や経験を貪欲に吸収していくことが、嫌な記憶を忘れやすくするうえで効果的だ。新しいことを経験すると脳内をめぐる化学物質のドーパミンが豊富に分泌され、それが喜びにつながるとともに、海馬に働きかけて新生ニューロンの増加を促す。こうした作用が経験を新しい記憶として取り込むことを促進し、逆にその前に起こった嫌な記憶を消去してくれるわけだ。

嫌な記憶を忘れるためには、新しいことに好奇心を持ち、わくわくしながらチャレンジすることが重要なのだ。

しかし、チャレンジといっても特別なことである必要はない。日常の範囲でできること、例えば「新しいレストランを見つけて行ってみる」「本屋に行って今まで読んだこともないようなジャンルの本を手にしてみる」といったことでも十分だ。その小さなわくわく感は記憶に残りやすく、悪い記憶・嫌な記憶を少なくする好循環にもつながるのである。

喜びの記憶

情動を動かした記憶は忘れがたいことを説明してきたが、恐怖や不安とは対極にある「喜びの記憶」はどのようにして脳の中に保存されるのであろうか？　その中心となるのが、「報酬系」と呼ばれるシステムである。側坐核というニューロンの集まった部位が前頭前野の近くにあり、ある行動に伴って脳のニューロンから放出されたにドーパミ

図9　喜びの発生過程と記憶への影響

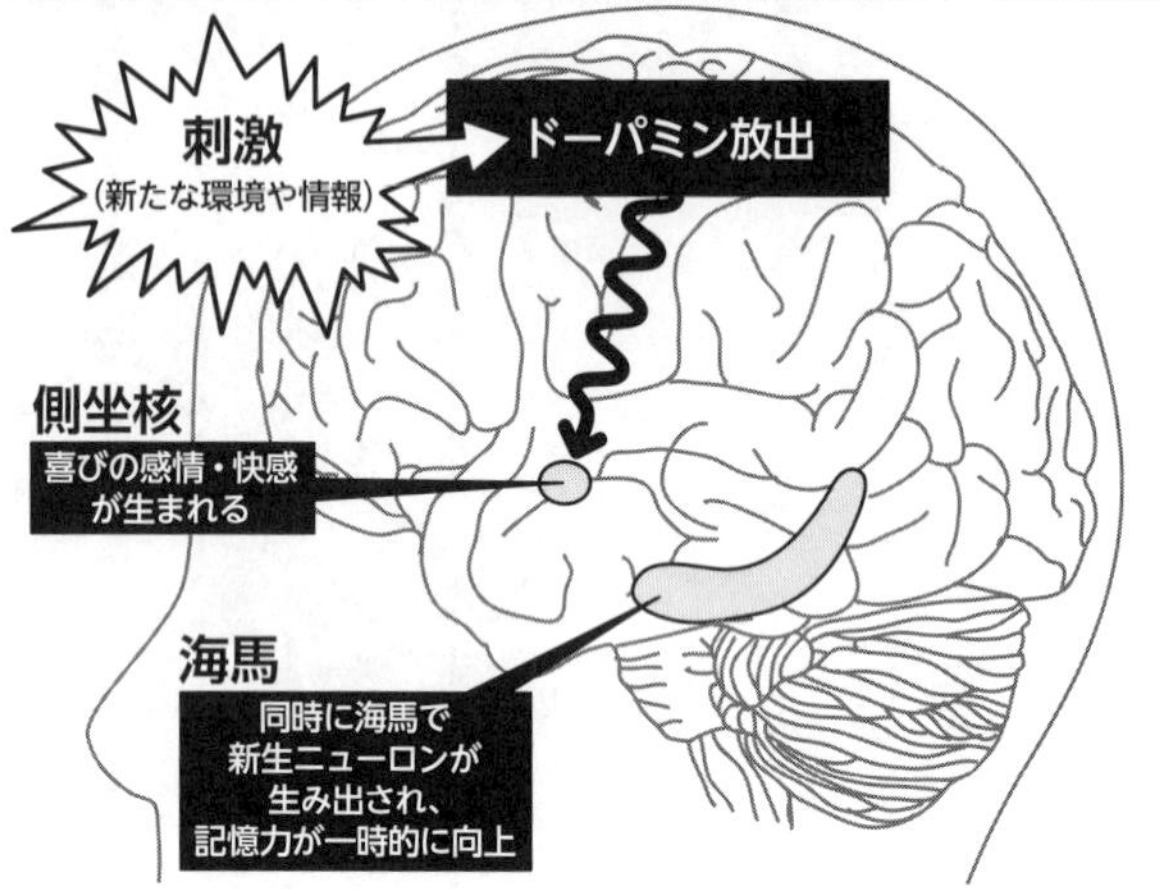

ンが側坐核に達すると快感が生じて、その行動を止められなくなるのである（図9）。

これは、ラットの脳深部に電極を埋め込んで刺激する実験から示された。この実験では、電極をラットの脳幹のドーパミンを生み出す細胞の集まった部位に埋め込んで、ラットが実験用のレバーを押すと電気が流れるようにしている。この電流によって側坐核のある前頭前野周辺までの神経線維の通り道が刺激されるようにすると、ラットが電気刺激の直前に取っていた「レバーを押す」という行為を止められなくなるのである。

これが快感を伴っていることは、人間での別の研究結果からも明らかになっており、快感が行動の原動力になっているのである。

前脳にあり、快感や報酬に関わる部位の側坐核は、「何かを欲する」ときに活性化していると考えられている。「欲しい」が満たされたときにドーパミンが出て、側坐核がそれをキャッチすることによって快感となる。つまり、快感や「好き」という喜びの感情は、側坐核周辺の脳領域が活性化しているときに生まれているのだ。

ドーパミンの効果によって何かを欲するようになり、それが満たされた際に喜びがもたらされる。このドーパミンを放出するニューロンは、実は海馬にも豊富な神経線維を伸ばしている。その刺激によって海馬において新生ニューロンが増加することがわかっている。

つまり、喜びを伴う経験も、記憶として残りやすいのである。快感を伴う出来事や、欲求が満たされた経験、これらはしっかりと記憶に残し、何度でもそれを味わうことができるように進化してきたということだ。
喜びの感情によって新たな記憶が残りやすい分、新生ニューロンによって〝積極的な忘却〟が起こり、海馬に一時保存されている「使用頻度の少ない、あいまいな短期記憶」は消去される。必要のない記憶を忘れることと、新たな記憶の獲得は表裏一体なのだ。明日を生きるための記憶を作るうえでも、喜びを伴う経験は重要だと言えるだろう。

ここでのキーワードは「新規性」である。新しい環境や新鮮な情報に接したとき、脳の中ではドーパミンが生み出され、それが側坐核に届くと快感として記憶される。なぜ、新たなものに接するときに喜びがもたらされるのか。生物というものは、生きていくため、子孫を残すために新しい環境を求めていかなければならないからである。自然環境の中では食料は常に不足しがちとなり、新しい環境に活路を見出さなければ生存困難な状況になってしまう。そして、その種の繁栄は難しくなるだろう。食料が豊富にあり、情報もたくさん得られる現代社会でも、この基本的性質は変わっていないはずだ。

さて、「新しい環境や情報でドーパミンが生み出される」とさらりと書いたが、それによって快感をもたらす部位の側坐核がどれくらい反応するのだろうか？　反応の程度は個人差があり、同じことを経験しても、「面白い」「楽しい」「うれしい」と感じられるかどうかは人それぞれだ。そして当然ながら、あらゆる経験に対して「面白い」と感じられる人と、そうでない人とでは、人生の喜びの総量が大きく違ってくることだろう。

このような差があるのも、脳内にどれぐらいの数のドーパミン産生細胞やその受容体があり、どれぐらいしっかりとした神経回路が作られているかによって、喜びの感じ方が違ってくるためだ。3歳までに回路が完成する情動記憶が、こうした喜びの感じ方を大きく左右する。「三つ子の魂百まで」のことわざが象徴的だが、少なくとも情動においては、幼少期の過ごし方が非常に重要なのである。

高齢者では嫌な記憶より喜びの記憶が残りやすい

怒り・不安をもたらす出来事や、喜びをもたらす出来事は、ともに記憶に残りやすいことを説明してきた。これらは情動を動かすといっても逆の方向性であり、人間にとって嫌な記憶と喜びの記憶のどちらが優勢なのかという点が気になってくる。

これこそ、先ほど説明した喜びの神経回路や情動記憶の個人差が非常に大きく影響する。嫌な記憶と喜びの記憶のどちらが優勢なのかは、遺伝的な素因ももちろんあるが、幼少時の経験による個人差が非常に大きいということだ。

しかし一方で、年齢層ごとに比較すると面白い結果が見えてくる。若年者では嫌な記憶、恐怖や怒りにつながる記憶が残りやすいのに対して、高齢者では喜びの記憶が残りやすいことが示されているのである。

これを脳科学の分野では、「Positivity Effect」（日本語では「陽性効果」）と呼んでいる。

日常診療の中でも、これは実感できる。例えば、一般的によくある症状の頭痛を診察する際のこと。ＭＲＩなどの精密検査を行い、結果を患者さんに説明するのだが、そこで大変面白い傾向が見られるのである。「脳に異常はなく、とってもきれいですよ」とお話をすると、若い方の場合、「それでは頭痛の原因は何でしょうか？」と不安げに聞いてくることが多い。一方、高齢の患者さんの多くは「あー、良かった！」と素直に喜んでくれるのである。もちろんこれも個人差が大きく、必ずそうだというわけではないが、はっきりとした傾向が見られるのだ。

若いときには将来の残された時間が長いので、自分を取り巻く環境を知るための探検と学びが大きなテーマとなり、危険を回避して生命を維持すること、困難を乗り越えるための技術や知識の獲得といったことが重要になってくる。当然ながら、悪い兆候、危険な兆候をいち早く察知して対処したいと考えることが、生存確率を高めることになるだろう。

一方で、高齢者は遠い未来のことを考える必要はなくなり、短い時間軸の中で答えが出るような目標を持つことが多くなる。このため、危険回避のための「悪い情報」「危険な兆候」に対する注目度が減ってくると考えられている。

悪い情報への注目度が下がるもう一つの要因は、年を重ねることによって得られた脳の進化である。第1章でもお話ししたように、年齢を重ねることで経験値が増えてくるために、あまり情動を動かさずに「悪い情報」に対処できるようになる。この点が、物事の捉え方に少なからず関係していると考えられる。

悪い情報への注目度が下がり、良い情報だけを取り入れるようになっては、いろいろと危険が増してしまうのではないかと心配する人もいるかもしれない。しかし高齢者には、目標の設定された状況では無意識的にその目標にまつわる「悪い情報」に注目し、危険を回避することができる傾向もあるため、心配には及ばないだろう。

高齢者の脳は年を重ねたことでエピソード記憶を想起することは苦手になっても、多くの意味記憶が無意識の中に蓄積されていて、適切な判断を助けているのである。何歳になっても、脳はさらなる進歩を続けていると言えるであろう。

記憶は今の自分の鏡

そして、私が何より重要だと思うのは、「記憶を思い出しているのは今の自分である」という事実だ。人間には、楽しい気分でいるときは楽しい記憶を思い出しやすく、悲しい気分でいるときは悲しい記憶を思い出しやすいという傾向がある。また、うつ病の人は、つらい記憶を思い出すことが多いとも言われている。気分によって、思い出す記憶の傾向が変わってくるのだ。

また、気分は「思い出す傾向」だけでなく、「記憶への残りやすさ」にも影響を与えている。楽しい気分のときには楽しい出来事が記憶に残りやすく、つらい気分のときはつらい出来事が記憶に残りやすいことが知られている。

つまり、今の自分の気分をコントロールするということが、記憶を味方にするために有効な手段になり得るのである。今の気分を変える最大のポイントは、「未来志向かどうか」ということだ。未来志向であれば、悪い出来事が降りかかってきても、そこから未来に向けての教訓を見出そうという意識が働くはずだ。「今の状態が最悪だ」と思ってしまう人でも、悪い出来事から何を学び取れるのかに意識を向け、未来に役立つ学びの機会にしてしまうことで、気持ちはずいぶんと変わってくるだろう。

同じマイナスな出来事に対しても、全て否定的に捉えるか、少しでも肯定的に捉えるかで、記憶としての残り方はまったく変わってくるのである。

また、情動を動かした記憶は忘れがたいのだが、その情動というのは嵐のようなもので、沸いたと思ったら去ってしまうこともある。情動は、意外とすぐに変化してしまうものなのだ。そして、脳の扁桃体は危険を回避するために、ひとまず過剰に反応するようになっているので、情動を額面どおり信用しない方が得策だ。一度クールダウンしてから、その出来事に新しく肯定的な解釈を加えておこう。悔やまれる過去もきちんと整理して、そこから何らかの知恵や教訓を引き出し、未来の自分にプラスになるような意味づけをすることを目指すのである。

ここまで見てきたように、記憶とは非常に柔軟なものである。常に刺激を与えているからこそ記憶として残っているのだから、未来志向で、その出来事に新たな意味づけとなるような刺激を与えていくことが重要なのだ。


真実は「記憶の中」にあるのではなく、それを振り返っている「今の自分の気持ちの中」にあると言ってもいい。過去を悔やんでいる自分も、どんどん自動的に過去になっていく。嫌な記憶も含め、どんな記憶も必ず時間経過で薄れていくものである。少なくとも「棘」が取れて、薄いベールに包まれていく。

それはなぜか? その記憶に関わるタンパク質は、必ず崩壊していくからだ。逆に、もしも記憶が時間経過とともに強まっていくような仕組みを取っていたら、常にマイナスの刺激を与えてしまうことになり、誰も前向きに生きることができなくなってしまうだろう。

記憶、とりわけエピソード記憶は「刻まれる」ものではなく、「流れて」いくようなイメージを持ってもらうとわかりやすい。嫌な思いやつらい思いをしても、「時の流れが一番の薬」とは昔からよく言ったものだ。忘れようと思うことはむしろ逆効果で、常にその回路を刺激してしまうことになる。

悪い記憶は忘れようとするのではなく、その出来事をまずはそのまま受け止めて、未来志向の解釈を加えたうえで「放っておく」ことが重要である。放置することによって回路に刺激が流れることはなくなり、その記憶の維持に必要なタンパク質が徐々に崩壊してくれるはずだ。

第4章　脳と身体はセットで機能する

脳の働きは大きく2つのシステムに分かれる

記憶は大脳皮質に蓄えられていることを説明してきたが、ここでいくつかの疑問が湧いてくる。蓄えられた記憶の「出し入れ」は、どのように管理されているのか？　必要な情報がすぐに引き出せるようになっているのか？　また、記憶同士の結びつきは、蓄えられるときに考慮されているのか？　脳については解明されていない部分も多く、これらの疑問に対して完璧な解答を出すのは難しいのが現状だ。

だが、前章で少し触れた「集中系」「分散系」という2つのシステムを見ていくと、先の質問に関するヒントになる可能性がある。

脳科学においては「機能的ＭＲＩ」という脳機能の分析法があり、手足を動かす、物の名前を答える、といったさまざまな活動ごとに、脳のどの部位が使われているかが解明されてきた。解析結果から、脳には大きく分けて「集中系」と「分散系」の2つのシ

図10　脳と記憶をつかさどる「2大システム」

※斑点部分が活発に使われている部位

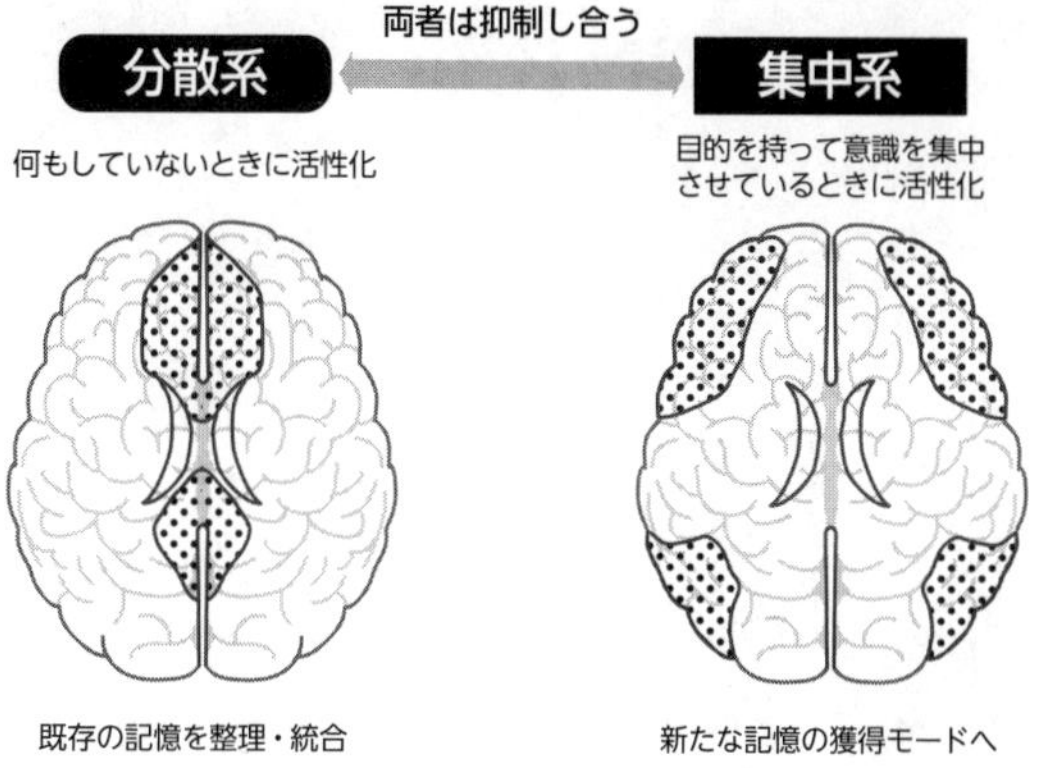

ステムがあり、脳の働き方によってどちらかのシステムを採用していることが見えてきたのである（図10）。

脳の2大システムの一つである「集中系」は、さまざまな課題や目的に向けて意識を集中させているときに活性化する脳領域で、前頭葉と頭頂葉の外側部分の大脳皮質に位置する「中央実行系ネットワーク」と呼ばれる領域が該当する。何かをしようとして意識的に行動するときに必ず活性化している部位だ。

ただ、脳にはこの「集中系」を超える、

最大級の領域を持つネットワークがある。それが2大システムのもう一つ、「分散系」だ。この領域は、何か目的を持って活動しているときには抑制されている領域で、集中系が活性化しているときには活動を抑えている。この「分散系」が特に活性化する状況は、何もしないでぼーっとしているときだ。「分散系」という言葉は私が独自に使っている呼称で、「集中しない」という意味合いから取ってそう呼んでいる。

何かに集中して課題をこなしているときに、常に抑制されている部位が分散系であり、集中系と分散系はお互いに抑制し合う関係であると言える。集中系が活性化すれば分散系が抑制され、分散系が活性化すれば集中系が抑制されるのであって、この2つは表裏一体なのだ。これは裏を返せば、「常に連携しながら働いている」という言い方もできる。

分散系は「ぼーっとしているときに働く」わけだが、そう聞いて〝大したことない〟と思ったら大間違い。分散系は集中系とは違い、特定の課題に対して脳の一部だけ使っている状態ではなく、大脳の多くの部分を均等に活性化させるためのシステムだ。

これが無意識下で脳にとって重要な働きをしているということは、脳が消費するエネルギー量からも確認できる。脳の消費するエネルギーは、ぼーっとしているときでも体全体の20％程度に上り、何か目的を持った活動をしても、その上昇率はわずか5％以下にとどまる。つまり、ぼーっとして分散系が活性化しているときにも、脳は膨大なエネルギーを使っているのである。

そして近年、この分散系が、記憶を整理・統合していることがわかってきた。記憶は広範な大脳に存在しているので、その出し入れを適切に管理するには広範な大脳をカバーする大規模ネットワークが必要となる。分散系は、こうした広範な大脳における記憶の管理を担っていたのだ。

記憶同士の関連性は、何もしていないときに活性化する分散系の働きによってうまく調整されているのだと考えられる。つまり分散系は、過去の記憶を統合し、今の自分との整合性を取っていくために働いている部位と言ってもいい。「記憶に関する自分史」

を編纂している部署、とでも表現するとわかりやすいかもしれない。

そして、分散系による記憶の整理と再編は、主に夜間睡眠時に行われていることもわかっている。覚醒時にニューロンが活発に活動して外界の情報を取り込んでいるときには、記憶の整理は行えない。つまり分散系の働きは、そのほとんどが無意識の中で行われているわけだ。

分散系が脳を一体化させる

記憶が安定的に保存されるには、広範な大脳皮質における分散系の働きが関係している。ここでお伝えしたいのは、記憶をうまく管理していくには「脳全体の働き方」が重要だという点だ。そして、意外に感じるかもしれないが、脳全体を協調してうまく働かせるには、身体との連携が必要になる。

この章では、健全な脳の働きを理解するために、広範な脳内の結びつきや、脳と全身との共同作業を見ていくことにしよう。

脳には広範な大脳皮質の領域を結びつけるための大規模ネットワークが存在しており、「集中系」と「分散系」の2つのシステムに分けられるという点は、すでにご説明したとおりである。

この分散系の中心が、Default Mode Network（DMN）と呼ばれるネットワークで、専門用語になるが前頭前野内側部、後帯状皮質、楔前部《けつぜんぶ》、下頭頂小葉などで構成された脳領域である。集中系が、比較的細かく機能別に脳領域を結びつけているのに対し、分散系は、脳の中心部分を流れる「大河」のようなイメージに近い。

分散系のネットワーク名（DMN）に含まれたdefaultという単語は「non-performance」（不履行）といった意味があるため、「何もしていないネットワーク」という不名誉な命名のようにも見えるが、「いつもどおりのもの」といった意味合いもある。この部分は何かに集中して特定の脳領域を活性化しているとき以外は常に機能しているため、脳の機能の背景にある「最も根源的なネットワーク」と言ってもいいだろう。

記憶は大脳皮質のさまざまな部位に貯蔵されており、こういった記憶を適切な位置に保存し、適切に取り出すために大きなネットワークが必要になるのである。同じような記憶が違う場所にあったら、呼び出すときに不便であるし、混乱をきたすだろう。また、必要なときにその記憶がどこにあるのかわからなければ、困ることになる。

DMNの働きはまだまだ研究途上で全てが解明されたわけではないが、記憶を適切な場所に貯蔵し、効率良く想起するために重要な働きをしていると考えられている。

こうして過去に得た記憶を整理・再編することによって、自己分析や内的な精神活動といった、自己を確立するうえで重要な役割も果たしている。また、整理された過去の記憶があれば、それをもとに先々を予想したり、未来を想像したりすることができるようになる。まさに分散系は記憶の中枢であり、人間の高度な活動を支えるために不可欠なシステムなのである。

多くの記憶は無意識の中にある

さて、記憶の整理・再編はＤＭＮを中心とした分散系の働きであるが、その保管はアルファベット順や日付順のように整然と整理されているわけではない。そのことは、意識のもとに蘇る記憶がその日の気分や体調によって異なり、気まぐれに想起されることからも実感できる。

私の例を挙げると、机に向かって学会で発表する内容を考えているときや、論文の中で肝になるような大事な一文をひねり出そうとしているときなど、案が浮かばないときはひたすら考えても浮かんでこない。そして、あきらめて自転車に乗っているときや風呂に入っているときなどに突然、「これだ！」というような良い案が浮かんだりする。そんなときは、忘れないようにすぐに自転車を飛ばして家に帰ったり、お風呂を飛び出して裸のままメモを取ったりする。

つまり、記憶は広範な大脳皮質に保存されていて、その多くは意識されていないのだ。長年取り組んできた仕事から得た経験ばかりでなく、あるときに何気なく見た風景や、誰かとの会話の中で出てきた何気ない一言、本で読んでぼんやりとイメージしていたその内容などもそうである。これらは常日頃から記憶として意識されているわけではなくても、あるとき突然結びついて、具体的な形として意識の中に現れることもある。分散系の働きは、こういった意識されていない多くの情報をつなげて、思わぬ形で意識下に引き出してくることなのである。そして分散系によって引き出された記憶は、言葉として意識されなくても、無意識の中で意思決定に働いている。

ただし、新しいことを考えるには分散系だけ働けばいい、ということではない。突然ひらめくためには、前もって集中系を使い、とことん考える時間が必要となる。集中系と分散系は常に互いを抑制しており、両者が緊密な連携を取っているため、バランス良く使うことが大事なのだ。考え事をする前に目の前の仕事に取り組むなどして集中系を使うことは、分散系によって何かを思い出す前の重要な準備運動となってくれるのである。

そのうえで壁にぶつかったら、ひとまず一歩引いてみることをお勧めしたい。違う活動をしてみたり（時にはゲームなどもいいだろう）、運動をしたり、散歩や旅行に出たりすることも有効である。とにかくそのことから一旦離れることが重要なのだ。なぜなら、集中して考えているときには特定の神経回路が重点的に働いているため、何か重要なヒントが隠れているかもしれないほかの回路は抑制されてしまっているからだ。

行き詰まったときは一度クールダウンして、フラットな状態で情報を組み合わせてみる必要があるのだ。ちなみに私にとって有効だった過ごし方は、学会で人の話を聞く、ということ。暗い会場で、ぼーっと話を聞いていると、不思議といろいろな発想が浮かんできたものである。あれは、分散系が活発に働く時間なのだろう。今は新型コロナウイルスの影響でウェブ開催の学会が多くなり、必要な情報だけ得ようとしてしまう。時間の使い方としては効率的なのだが、あまり新しい発想を得られた経験がないのは、たまたまであろうか。

「押してダメなら引いてみろ」とはよく言ったもので、緊張と緩和、集中と分散、これらがバランス良く行われないと、脳の持つポテンシャルを十分に引き出せないのである。

多くのニューロンを同時に動かすもう一つの仕組み

広範囲のニューロンを同時に動かすために大規模ネットワークがあることを説明してきたが、実はもう一つ、多くのニューロンを同時に動かす仕組みがある。それが、調節系の「神経伝達物質」と呼ばれるグループの働きである。ノルアドレナリンやドーパミン、セロトニンといった名称は、昨今いろいろなところで目にする機会が多くなったのではないだろうか。新しい情報に接するとドーパミンが豊富に分泌され、海馬のシナプスに変化をもたらし、記憶の生成と消失に大きく影響を与えることはすでに説明したが、これも神経伝達物質の働きの一例である。

脳ではこういった化学物質を上手に使うことで、脳の働きを全体として調節し、記憶をコントロールしているのである。

図11　3種の神経伝達物質

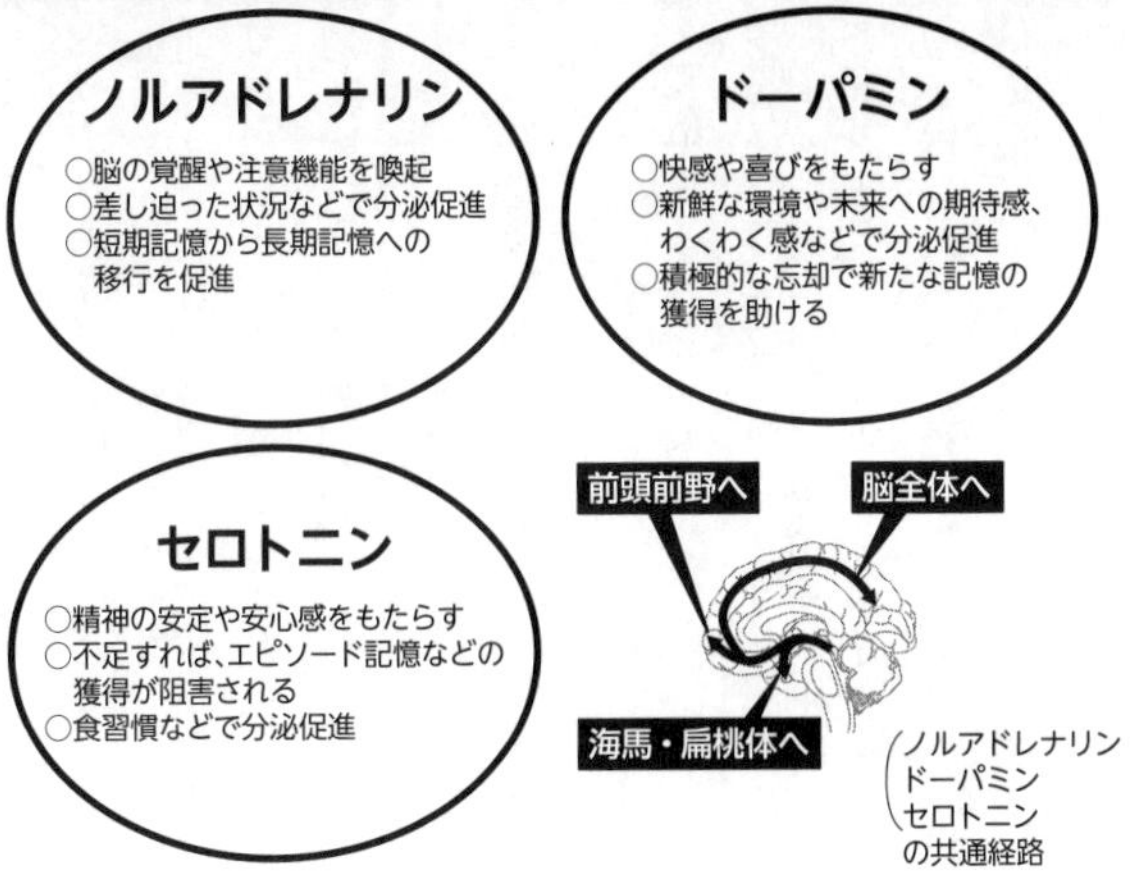
ノルアドレナリン
○脳の覚醒や注意機能を喚起
○差し迫った状況などで分泌促進
○短期記憶から長期記憶への移行を促進
ドーパミン
○快感や喜びをもたらす
○新鮮な環境や未来への期待感、わくわく感などで分泌促進
○積極的な忘却で新たな記憶の獲得を助ける
セロトニン
○精神の安定や安心感をもたらす
○不足すれば、エピソード記憶などの獲得が阻害される
○食習慣などで分泌促進
前頭前野へ
脳全体へ
海馬・扁桃体へ
ノルアドレナリン
ドーパミン
セロトニン
の共通経路

ノルアドレナリン、ドーパミン、セロトニン、これら3種類の神経伝達物質はモノアミン類と呼ばれており、これらを作り出すニューロンは広く大脳皮質のニューロンに働きかけ、その活動度を調節している。神経伝達物質を作り出すニューロンは、特に前頭前野と呼ばれる前頭葉部分に広範に分布していて、意識レベルや、やる気が出る・出ないといった気分の変化を生み出す。

　そして、これらの化学物質の脳内での働き方は、単に物質が脳内に広がっていくだけでなく、第1章で紹介したグリア細胞の一種である「アストロサイト」の豊富なネットワークの助けを借りることによって、より早く、より広範囲に影響を与えることが可能になっているのだ。つまり、広い範囲の神経活動を調節しているのは、ノルアドレナリンやドーパミンなどの神経伝達物質であるとともに、アストロサイトの働きと言い換えてもいいのである。

以下、調節系の神経伝達物質の働きを個別に見ていこう。

脳を覚醒させるノルアドレナリン

感覚器からの情報を受けた視床下部と呼ばれる脳深部の領域は、脳幹の「青斑核」という部位を刺激し、ノルアドレナリンの分泌を促進する。ノルアドレナリンは、脳の覚醒状態を保つために必須な物質で、大脳皮質全体に常に一定の信号を送ることで覚醒を保ち、環境への注意機能を喚起させる働きがある。

このノルアドレナリンの分泌と作用は、基本的に個々人によって生理的なリズムがあると考えられ、睡眠と覚醒のサイクルにも関係している。

ノルアドレナリンは、覚醒時には常に一定量が分泌されているのだが、状況によっては一気に大量に放出されることがある。ノルアドレナリンの分泌が増える状況は、具体的にどのようなときなのか。

主なものを挙げると、「未来に向けて明確な目的を持って集中的に仕事をこなす」「興味のある仕事を積極的にこなす」「新しい環境に好奇心を持つ」といったような場合に分泌が促される。何か重要な課題に向かうときに「アドレナリンが出てきた！」という表現を使う人も多いのではないだろうか。アドレナリンとノルアドレナリンは類似の化学物質で「ここ一番！」と脳が判断した場合に分泌され、脳全体を集中系が働くモードに持っていくのである。

そしてノルアドレナリンは、特に前頭前野のシナプスを活性化させる効果を持つ。ノルアドレナリンによって活性化する前頭前野は「複数の情報を分析して決断をする」

「自己の欲望を制御する」「自発的に行動を起こす」といったような、自らの行動や感情を意識的にコントロールするための中枢になっていて、人間らしい理性的な行動へと導いてくれる。

とりわけ重要なのが、記憶とノルアドレナリンとの関係だ。新規の環境に興味が湧くなどして分泌されたノルアドレナリンは、記憶形成に必要な「シナプス可塑性」に影響を与えることがわかっている。記憶に関わる多くのニューロンに作用して、それらの伝達効率を上げたり下げたりするのである。

特に海馬には、ノルアドレナリンを作るニューロンが多く組み込まれており、ノルアドレナリンの分泌によって短期記憶から長期記憶への移行を促進する。

ノルアドレナリンが長期記憶への移行を促すことを示す一例として、マウスを使った実験がある。マウスの檻の中に、遊具の回し車や自然界を模したおもちゃを入れておくと、ただの何もない籠の中で飼育した場合よりも記憶が長期間保存され、加齢や病気による記憶力の低下も抑えられたのである。この作用は、ノルアドレナリンの働きを抑え込んでしまうと消失した。

また、短期記憶が長期記憶に移っていくときに、海馬のアストロサイトが重要な働きをしていることを第1章で説明した。このアストロサイトも、ノルアドレナリンを受け取ることによって働きが活発になり、タンパク質合成を変化させて長期記憶を作り出しているのである。

つまり、新しいことに対してわくわくする好奇心や目的達成に向けた意志がノルアドレナリンの分泌を促し、記憶に残すことを促進するわけだ。

ノルアドレナリンの分泌がとりわけ顕著になるのが、環境の変化に対して即座に適切な対応を取らなければいけないような状況である。これはとりもなおさず、危険が迫るなどして恐れや怒りといった情動が動いたときだ。このような差し迫った状況では、一気に多くのノルアドレナリンが放出されて「集中系」の活動を刺激することになる。同時に、主に休息状態で活性化する「分散系」は抑制される。

これは外敵の多い自然界で生き抜くために必要な、危機対応のための注意機能である。現代においても、例えば暗い夜道で怪しい人影が近づいてきたとき、あるいは会議などで突然指名されたときなどに、パフォーマンスを上げてくれるだろう。疲れているはずなのに思わず全力で走れてしまった、今までにない意見がスラスラ口をついて出たなどといった経験はあるのではないだろうか。こういった経験は、好むと好まざるとにかかわらずしっかりと記憶に残ることになる。

私のような脳外科医が手術に臨む際にも、ノルアドレナリンは不可欠な要素である。私たち脳外科医にとって最も危険を感じる瞬間は、脳深部の腫瘍と正常な部位の境界を剥離しているときに出血をきたしたような場合だ。

もともと手術とは、治療のために患者さんを生と死の狭間《はざま》に追い込んでいることなので、術者は高度に集中した状態にある。不測の事態が起こらないよう細心の注意をして手術に臨むのはもちろんであり、自分の感覚を研ぎ澄まし、過去の経験値をすぐに取り出せるような準備状態にある。しかし、その中でもこういった突発性の危機が襲うことはあり得る。そのときに、ノルアドレナリンの濃度を一気に上げて、さらに一つ上の高度な直観力を発揮できるようにするのだ。

注意しなければいけないのは、ノルアドレナリンの分泌は、長期に及ぶと細胞に対する毒性を持つようになり、ニューロンやグリア細胞の死を招いてしまうという点である。人間の知的活動に必須とも言えるノルアドレナリンだが、長期に分泌され続けていれば、細胞を傷つけ脳の劣化を加速させてしまうのである。

生体にとって非常に重要な物質であり、細胞に対する影響が大きいからこそ、場合によっては大きなマイナスの効果を発揮してしまうのだ。まさに「諸刃の剣」で、強力な効果を発揮する分、ひとたびバランスを損なえば自らを傷つけてしまうのである。

でも考えてみれば、ノルアドレナリンに限らず生体内で働く物質はそのほとんどが、過剰に供給されれば毒にもなると言える。食事における栄養素と同様、適度なバランスが大事なのだ。

ノルアドレナリンは「集中系」を活性化させる一方で、「分散系」を直接抑制する性質を持つ。ノルアドレナリンが毒にも薬にもなる点からも、集中系と分散系のバランスがいかに重要で、どちらかだけに偏らない脳の使い方をするべきである、ということがわかるだろう。

このノルアドレナリンの活動も夜間睡眠時には沈静化するので、睡眠を取ることは疲れを取るという意味合いを超えて、脳を守るために重要なことなのである。

わくわく感をもたらすドーパミン

ドーパミンも、新しいことをしようとしてわくわくしているときに分泌される。ノルアドレナリンのように、快も不快も含めて環境に対応するために脳の活動度を上げるというよりも、新しいことや未来に対する期待感で胸が膨らんでいるような場合である。よくあるシチュエーションを挙げるなら、「小学生が遠足の前日に興奮して眠れない」というときにたくさん出ている物質と考えればわかりやすい。遠足に限らず、楽しみを前にしてそわそわして落ち着かないといった状況は、皆さんも経験したことがあるはずだ。

このドーパミンは、脳のほぼ中央に位置する「腹側被蓋野《ふくそくひがいや》」という部位で作られ、「報酬系」という快感をもたらす経路を刺激することで、脳の働き方や人間の行動に強い影響を与えている。

そして、ドーパミン系のニューロンもノルアドレナリンと同様に、前頭前野や扁桃体、海馬や大脳の深部にある「側坐核」といった広範な脳領域にネットワークを作っている。これらの部位にドーパミンが放出されると覚醒度が上がるとともに、快感が生まれることになる。特に側坐核にドーパミンが達すると、その原因となった行動が快感として記憶され、その行動を止めることができなくなる。

私たちの祖先は食料や資源が常に不足している世界に暮らしていたので、人間には「新しい情報」「新しい環境」を探し求める本能が備わっている。これらの欲求は食料にありつける可能性を高め、異性と出会う確率を高めることにつながってきた。こうした生存戦略の理由から、快感をもたらす報酬系を活性化させるためには、常に新しい興味の対象を見つけてチャレンジしていくことが必要になるのである。

そしてこのドーパミンは、積極的忘却に大きく関わっていることはすでにご説明したとおりである。新しい環境にわくわくしてドーパミンが豊富に分泌されれば、そのときの記憶が残りやすい一方で、まだ大脳にしっかりと移行していないあいまいな記憶は積極的に消去され、新しい記憶の獲得を助けることになるのだ。

忘却に関わるドーパミン関連の神経回路は常に弱いながら活性化されており、「忘れる」ことは、脳の持つ根源的な機能と言える。脳の性質からして、新しいことにチャレンジしているときに古い記憶を忘れやすくなるのは当然なのだ。

このドーパミンは、個々人の好奇心の強さにも影響を与えている。ドーパミン受容体の遺伝子型によって、好奇心の強さが左右されることがわかっているのだ。この遺伝子には特徴的な繰り返し配列があるのだが、好奇心の強い人ほど繰り返し数が多いとされていて、その多さに応じてドーパミンの効果が増強されるのである。
人間の行動は多くの因子によってコントロールされているが、ドーパミンが好奇心をもとに人間の行動を促し、人間の創造性にも多大な影響を与えていることは間違いないだろう。

精神を安定させるセロトニン

セロトニンには、精神の安定や安心感などをもたらす効果がある。そのため「幸せホルモン」などとも呼ばれており、その働きで心が安らぎ、ぐっすりと良質な睡眠が取れるようになる。

今日、うつ病と診断されるとまず処方されるのが、選択的セロトニン再取り込み阻害薬（SSRI）という薬である。私は精神科の医師ではないのでSSRIを処方することはないが、自分の患者さんを精神科に紹介して、この薬で劇的に症状が改善した経験が何度もあった。パニック障害や社会不安障害などの不安障害系の疾患にも非常に有効であり、セロトニンは心を落ち着かせるうえで重要な役割を果たしている。
このセロトニンが不足すると、ストレスに対する過敏反応も起こってくることが知られており、うつの発症と関連してくる。

セロトニンのニューロンも、先述のノルアドレナリンやドーパミンと似た経路を取る。脳幹の「縫線核」という場所から起こり、前頭葉や海馬などと広範囲にネットワークを作っている。そしてセロトニンが分泌されることによって、主に集中系が活性化する。集中系が活性化することで、うつと深い関係にある分散系が抑制されるのだ。

一方、記憶との関連はどうであろうか。セロトニンが不足すると、エピソード記憶をはじめとする「陳述記憶」の形成が不良となることがわかっている。それはなぜか。その最大の理由としては、セロトニンの不足が、海馬におけるシナプス強度の〝過剰な増強〟を引き起こし、これが記憶の形成を妨げるからである。

シナプス強度の増強は記憶の形成を促すはずであったが、この場合はなぜ、逆に記憶が定着しなくなるのか？　実は、海馬における全てのニューロンにシナプス増強が起こると、記憶の形成を促すどころか阻害に転じてしまうのだ。正しい記憶形成には、海馬内で必要なシナプスだけが増強されなければならず、活性化の濃淡が必要だと考えられている。つまり、セロトニンの不足を補うことで、新たな記憶の定着を助ける効果が期待できるのだ。

セロトニンの分泌を活性化させる生活習慣が報告されているので、いくつかご紹介しよう。

まず挙げられるのは、日光を浴びることである。セロトニンはトリプトファンという必須アミノ酸から合成され、その生成には日光を浴びることが必要となるからだ。特に、太陽の光が目に入って網膜を刺激することが重要であり、朝起きたらカーテンを開けて日の光を浴びるようにしたい。晴れた日には、10分でも20分でもいいから散歩ができれば最高だ。逆に、「日に焼けないように」と太陽を極端に避ける生活は、心理的に落ち込みやすくなり、気分がなかなか上がらないことにつながるだろう。

「幸せホルモン」であるセロトニンを分泌させるためには、食事から摂る栄養素も重要である。脳内でセロトニンの適正な濃度を維持するためには、必須アミノ酸であるトリプトファンの摂取が必要だ。この必須アミノ酸はお米のほか、大豆製品や乳製品に広く含まれているので、普通の食生活であれば気にする必要はなさそうだが、これらの食品が不足しがちであれば意識的に摂ってみるとよいだろう。

また、リズミカルな運動がセロトニンの分泌を促進し、不安解消に役立つことも知られている。大リーグの野球のテレビ中継を見ていると、選手がバッターボックスに立ったときにガムを噛んでいるのをよく目にする。こうした行動もセロトニンの効果から考えていくと、実に合理的なのである。セロトニンはリズミカルな運動によって分泌が増える性質を持つので、顎を動かしガムを噛むことによって生じるリズム感がセロトニン分泌を促し、集中力アップと不安解消に一役買っているのだろう。

幼い子どもが抱っこで身体を揺すられたり、子守歌を聴いたりすることで安心して眠りにつけるのも、こうしたリズムでセロトニンが分泌されるからである。我々が穏やかなリズムの音楽を聴くことで安心感を覚えるのも同様で、セロトニンの分泌が関わっている。人類はセロトニンという物質を知らない時代から音楽というものの素晴らしさを知り、さらには讃美歌や読経といった形で、この原理を人々の不安を和らげるために応用してきたのである。

身体があるからこそ脳が働ける

ここまで、脳が一体として機能して、広範な大脳皮質の中に記憶が存在していることを説明してきた。記憶は「意識」と「無意識」の間を行ったり来たりし、ドーパミンをはじめとする神経伝達物質が広範な領域の記憶を管理する役割を担っていることも強調した。

だが、記憶というのは脳だけで生まれるものではなく、もとをたどれば人間の身体から得た五感、すなわち「視覚・聴覚・嗅覚・味覚・触覚」を通して脳にやってきた外界の情報である。当然ながら、身体がなければ記憶に必要な情報を取り込むことはできない。そして、そのうちどれを記憶として残すのかという点は、その人がそれまでに築いてきた記憶のライブラリーと情動面で決まると言ってもいいだろう。

これら全身の感覚系から得た情報は、脳の中心部にある「視床」という場所に一旦集められ、大脳皮質へと移行して詳しく解析される。

そしてこれと並行し、身体からの情報は視床の近くにある扁桃体にも伝わって、情動を動かす(図12)。扁桃体は視床下部という自律神経の中枢にも近く、無意識的に情動を動かす脳の部位で、記憶に関わる海馬とも隣接している。

情動を動かした情報は、生存に関わる重要なものである可能性が高く、なるべく多くを記憶として残しておく方が合理的だからだ。そのうえ、すぐに身体全体で反応しなければならないような差し迫った事態である可能性もある。戦わなければいけないのか、

図12

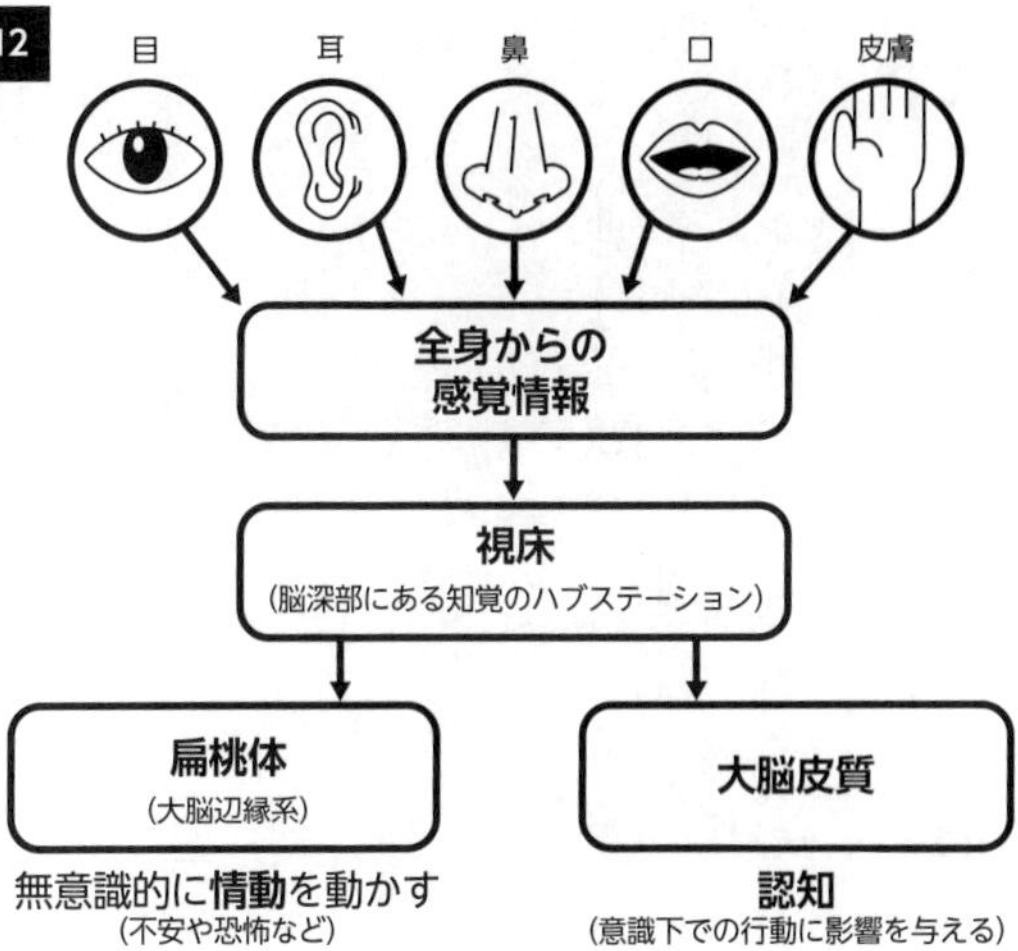

逃げた方がいいのか、五感から得た情報をもとに、無意識の領域も総動員し、適切な行動に移せるかどうかが生存を左右する。

つまり、私たちにはさまざまな知覚情報を大脳皮質で〝意識して〟受け取る以外に、無意識の中で反応している部分がかなりあるということだ。直感的に気持ち悪いと感じたり、恐怖や不安をもよおしたりする状況は、理屈で理解できないとしても、つまり大脳皮質で解析できなくても、何かしらの真実をはらんでいると考えるべきだろう。

逆に、身体から得られる感覚をシャットダウンするとどうなるのか。静かな環境で目を閉じれば、身体からの特別な有害知覚（痛みやしびれなど）がない限り、人は眠りに誘導され、意識の底へと沈んでいく。意識というのは全身からの知覚情報なくしてはあり得ないのではないだろうか。

近年は人工知能（ＡＩ）の発達に伴って、「機械に意識が宿るか？」という興味深い議論がなされている。脳外科医の私としての意見は、現時点では「身体を持たないＡＩに意識は宿り得ない」ということになるが、こういった意見もコンピュータ技術の急速な発達から見れば子どもだましのようなものかもしれない。そんなものはいくらでも再現できる、と言われそうだ。そうなると、脳が作り出す意識とはまた次元の異なる「機械の意識」を議論していく必要があるだろう。

しかし、少なくとも人間においては、意識を作り出す「脳」は生きていて、身体とともにある。その人の中にあって、全身とのコミュニケーションを取りながら常に変化しているのが脳という存在だ。身体あっての脳であり、脳あっての身体なのである。

脳は無意識のうちに身体の働きを支配する

脳は無意識の中で身体からの知覚情報に動かされることを説明してきたが、同時に「身体→脳」とは逆の流れで、脳の状況が、身体に大きな影響を与えてもいる。喜びや恐怖、不安といった顕著な情動を伴う経験は、海馬に働きかけてその記憶を強固なものにすると同時に、顕著な身体反応を引き起こすのである。実は、このとき身体で生み出されているストレスホルモンも、「記憶」に大きな影響を与えているのだ。

章末のここでは、脳が身体を支配するために必要な「自律神経」と「内分泌系」を見ていこう。

無意識の中で身体を動かすシステムは、自律神経系と呼ばれており、心臓や呼吸器、血管などの働き方を〝無意識のうちに〟調節している。その出発点は、先ほども触れた脳の「視床下部」という場所にあり、これが視床に集まった知覚情報をもとにして、自律神経系を働かせている。

外界から入ってくる情報は多かれ少なかれ情動の変化を引き起こし、その多くがいわゆるストレスとして生体に影響を与えることになる。自律神経系は、そのストレスに対応した行動を支えるための身体状態を作ると同時に、脳にも働きかけて覚醒度を上げることにより、反応の準備状態を作るためのシステムである。

自律神経には、「交感神経系」と、その反対の機能を持つ「副交感神経系」がある。「交感神経系」は身体を臨戦態勢に持っていく機能を持っていて、例えば心拍数や血圧の上昇、発汗、筋肉への血流促進などを担っている。

これとは逆に、「副交感神経系」は身体を休ませ回復させる働きがあり、心拍数の低下や気管支の収縮、胆汁の分泌促進などを担う。副交感神経系の働きは、「今は危険がないので、体を休めてメンテナンスしなさい」という指示と言ってもいいだろう。

脳が起点となり、全身に影響を与えるシステムとして、ホルモンを分泌する「内分泌系」も重要である。特に副腎皮質刺激ホルモン放出ホルモン（CRH）は、不安や恐怖といった情動を引き起こす状況で分泌されるホルモンであり、記憶とも大いに関わってくる。

このCRHは視床下部で作られ、最終的に副腎という臓器からストレスに対応するホルモンである「コルチゾール」（糖質コルチコイド）を分泌させる。このコルチゾールが、交感神経系とともに働いてストレスとなっている非常事態に対応するための臨戦態勢を取れるようにするのだ。

そして、このコルチゾールに対する受容体がとりわけ豊富に存在する部位が、前頭前野と海馬、扁桃体であり、記憶との関係も、基本的にノルアドレナリンと似ている。海馬における神経新生を促し、新たな陳述記憶の定着を促進するとともに、その直前の短期記憶に対しては消去する方向に働く。

なぜ、記憶の定着を促すのか。コルチゾールが分泌される時点で情動が動いているのであって、情動を動かした経験は、記憶しておく方がその後の人生で有利に作用するからだ。

しかし、コルチゾールにはノルアドレナリンと同様に、分泌が長期に及ぶとニューロンの樹状突起を減少させてしまう性質があるので注意が必要となる。つまり、コルチゾールも危機から身を守るために、全身の臨戦態勢を整え、脳の覚醒度を上げて研ぎ澄ました状態に持っていく効果がある一方で、長期的には脳の疲弊を進めてしまうことになるのである。

このように、情動を大きく動かした出来事はストレスとして脳に大きな影響を与える。精神的ストレスが多い人は、コルチゾールが慢性的に分泌されることでこの部位の樹状突起のネットワークが減少し、人格障害や記憶障害をきたしやすくなってしまう恐れがあるので注意が必要だ。

常に臨戦態勢では、集中系を活性化させるノルアドレナリンやコルチゾールが自らを傷つけ、脳の健康寿命に悪影響が出てしまう。適度にリラックスし、脳や身体を休ませることが重要なのだ。

脳は身の回りで起こるさまざまな出来事に意識的・無意識的に反応し、その場で最善の行動を取ろうとする。しかし、脳の反応によって身体で作られた物質が、逆に脳に大きな影響を与えることもある。脳は身体を支配すると同時に、身体によって支配されているとも言えるだろう。

第5章　脳寿命を延ばす——「忘れられる脳」の作り方

よく考える人は、忘れる

「忘れる脳」というのは変な表現かもしれない。だが、ここまで見てきたように、脳は記憶の生成と維持に莫大なエネルギーを使っていると同時に、使われない記憶を消去する作業にも積極的にエネルギーを投入していた。脳は、わざわざタンパク質を合成して忘却を促しているのである。

なぜ、そうする必要があるのか？　新しい記憶の獲得に新生ニューロンが使われているため、古い記憶を担う古いニューロンを消去していかなければ、脳はパンクしてしまうからだ。つまり、脳が健全な機能を維持するためには、海馬でのニューロンの新陳代謝が必要なのである。「物事を忘れる」ということは、脳が健全に働いてくれていることの証でもあるわけだ。

脳はわずか1・4キロ程度の重さしかないのに、全身が取り入れる酸素やエネルギーの20％以上を消費している。そのうちのどれくらいを「忘却」に消費しているのか、まだはっきりとした分量は解明されていないが、記憶の過程そのものの中に組み込まれた機能であるので、かなりのエネルギーが投入されていると考えるべきだろう。

忘れることがなければ、新たな記憶を獲得することができない。さらに言えば、新たな記憶を獲得できなければ、「考える」ことができない。なぜなら考えることは、忘却の末に獲得した記憶を組み合わせ、未来へ向けての新たな視点や新たな解釈を見出すことでもあるからだ。「考える」ことはすなわち、その人の記憶に基づいてなされる行為と言える。その人が生きてきた歴史や経験をベースに、どういう記憶を捨ててどういう記憶を獲得してきたのかという取捨選択を反映したものなのだ。

一方で、考えることが忘却を促進するという側面がある。考えることで、ある特定の神経回路が刺激され、別の回路は逆に抑制されることになるからだ。

考えることによる忘却の促進は、第2章で触れた「検索誘導性忘却」が関係しており、一つのニューロンが多くの記憶形成に関わっているために起こる現象だ。考えることは多くのニューロンを動員し、その活動性を高める一方で、それとは別の記憶に関する回路には電気刺激が流れにくくなり抑制されるため、忘却を促す効果があるのである。

つまり裏を返せば、あまり考えない人ほど記憶が溜まっていきやすいとも言える。ただ、そうして溜まっていく記憶は、分散系と有効に結びついた記憶ではなく、何か関連したことが話題に出れば「ああ、それは知っている」といった程度のもの。物忘れは減るかもしれないが、こうした記憶がいくら溜まっても、記憶をもとに何か新しいことを創造していくことはできないであろう。

人工知能（AI）が急速に発展してきた現代では、単純に量を記憶し、大量のデータをもとに機械的な判断を下すことに関しては、人間よりもAIに軍配が上がるだろう。そんな時代だからこそ、人間に求められているのは必要な記憶を厳選して脳に残し、それらを有効に結びつけて思考し、AIには生み出せないものを創造することだと言える。雑多な記憶の保存は文明の利器に任せて、必要なときに取り出せるようにしておけば十分なのである。

とはいえ、我々人間はそう器用に記憶を取り扱えないものである。時には忘れてはいけないことを忘れることもあるし、忘れた方がいいことを忘れられないこともある。

これらは脳の使い方の偏りがもたらす。私たちが無意識にやってしまう「脳の使い方の偏り」にはどのようなものがあり、どうすればその偏りを少なくしていくことができるのだろうか？

「脳は使うほど良い」は本当か？

「脳は使うほど良い」に疑問を呈するのは、これまでの私たちの常識からすればおかしな話かもしれない。おそらく多くの人が、脳は使えば使うほど活性化し成長する、と考えているだろう。

しかし、脳の活用も〝過ぎたるは及ばざるがごとし〟である。適度に使うことが重要なのであって、使いすぎてはいけない。ニューロンを長生きさせるために、ちょうどいい使い方のバランスがあると考えてほしい。脳の使い方の最大のコツは、実は「休ませる」ことにあるのだ。

そのカギはグリア細胞の一つ、オリゴデンドロサイトにある。オリゴデンドロサイトは、軸索を包んでいる記憶形成に必要な「ミエリン鞘」を作るために最も代謝の活発な細胞なので、常に過労ギリギリの状態で働いている。なんと自分の重量の100倍にもあたる量のミエリン鞘を養っているのだから、オーバーワーク気味になるのも当然と言える。

つまり、オリゴデンドロサイトはストレスにさらされがちで、過重労働・疲労に陥りやすい細胞なのである。これを守ることは、その神経回路を保護し、ニューロンを守ることにつながる。ニューロンはまだまだ働ける状態でも、オリゴデンドロサイトは限界に達していることもあり得るのだ。

「頭を使う」ことはニューロンと同時にグリア細胞にも働いてもらうことであり、過剰に働かせればオリゴデンドロサイトが真っ先に死んでしまい、それにつられてニューロンも死にやすくなってしまう。死細胞から流れ出る物質は脳の免疫細胞であるマイクログリアを活性化して、絶え間ない炎症反応が続くことになる。これがさらなる脳細胞の死につながり、脳の老化を促進してしまうのである。脳はほどほどの活用が重要なのであり、使わなくても使いすぎてもいけないのだ。

適度に脳を働かせるためには、ストレスに弱いオリゴデンドロサイトの生存に適した脳の使い方を知ることが重要となる。しかし当然ながら、今の脳の状態がオリゴデンドロサイトの生存に適した状態かどうかを直接知ることはできない。

それでは、どうすればいいのか?

重要なのは「疲れたら休む」「飽きたら違うことをする」ということであろう。疲れを感じるということは、そのとき使っている脳の部位に、エネルギーを生み出す物質(ATP)の使用後に分泌される物質「アデノシン」が蓄積してきたことを示している。この物質は脳全体の活動を抑制する働きがあり、強力な睡眠誘発物質である。そのままの活動を続けていたら、活性酸素が溜まり、不溶性タンパク質が蓄積して、脳の細胞死が始まってしまいますよ、というサインなのである。そして「飽きる」ということもまた、脳の特定の部位が疲れて、アデノシンが蓄積し始めたことを示している。「疲れる」も「飽きる」も、英語では同じ「get tired」が用いられることは、これらを示すうえで象徴的だ。

重要な神経伝達物質であるグルタミン酸も、同じことを長時間続ければ蓄積し、神経毒性につながってしまう。その前段階が「飽きる」ということなのである。疲れたなと感じたら、あるいは飽きてきたと思ったら、意識的に違うことをするように心がけよう。

脳を休ませるうえで「睡眠」や「ぼーっとして何もしない」時間が必要なのは言うまでもないが、実はそれだけだと十分な休息は取れない。そうした時間が、場合によってはむしろ脳の特定の部位を活性化してしまっていることもあるからだ。脳に十分な休息を与えるためには、「違うことをする」ことが重要となる。

なぜ、違うことをすることが重要なのか？　それを次に見ていこう。

一番大事なのは、脳をバランス良く使うこと

脳を疲弊させないために最も有効なのが、違うことをすることだ。これは言い換えれば、「集中系と分散系をバランス良く使う」ということである。

脳には大きく分けて2つのシステムがあることを前章で説明した。それが「集中系」と「分散系」であり、それぞれの活性時には必ず他方を抑制し、休ませていることも強調してきた。

集中系というのは「目的を持って何かの仕事に集中している」ときに活性化する部分で、主に前頭葉や頭頂葉の外側皮質がこれにあたる。逆に、何かの仕事に集中している

ときに抑制されている部分が分散系で、脳全体のバランスを制御し、記憶の整理もつかさどる。

両者は互いに抑制し合いながら作用するのであって、高度な連携作業によって脳のパフォーマンスを最大限に引き出すような仕組みを取っている。つまり、両者を交互にバランス良く活性化させていけば、それぞれに適度な休息を与えることにつながり、脳の健康寿命は延びていくのである。

そして、両者をバランス良く活性化させるための簡単な実行法が、「違うことをする」ということなのだ。違うことをすることが、集中系と分散系を切り替えるスイッチになるのである。ただ、集中系と分散系のどちらを活性化させているのかはそれぞれの活動によって異なるため、「今の自分の活動は、集中系と分散系のどちらを使っているのか」を考え、意識的に切り替えてみるといいだろう。次のリストに集中系と分散系、それぞれの活動例をまとめてみたので参考にしてほしい（表1）。

表1　集中系・分散系の活動リスト

集中系	分散系
何か目的を持って課題をこなす	ぼーっと景色を眺める
読書	散歩
好きなことに熱中する	過去の記憶を回想する
運動、エクササイズ	入浴、シャワー
好きな音楽を聴く	睡眠（レム睡眠時）
文章を書く	あまり頭を使わない単純作業
スマホでゲームに興じる	SNSを流し読み

これとは反対に、「同じこと」を続けていたら、すなわち「集中系」と「分散系」のどちらかしか使っていない状態が続いていたら、脳はどんどん疲弊していく。

分散系だけが過剰に活性化する状態の代表格が、「うつ」であろう。何もする気が起きず、活動を控えて脳を休めたつもりでも、実はまったく休めていない場合がある。「今は何もしていないから、脳は休んでいるだろう」という思い込みが危険なのである。何もしていなくても、分散系は活動しているかもしれないし、睡眠時でも分散系が活性化されていることがあるからだ。特に、うつ状態で覚醒時に分散系が過活動だと、脳はまったく休めないことになってしまう。

睡眠時にも活性化している部分が多い分散系には、何らかの形で積極的に休息を取らせるような行動が必要なのだ。意外かもしれないが、休息を取らせるような行動とはすなわち、「目的を持って何かの仕事に集中する」ことなのである。こうした集中作業によって集中系が活性化し、分散系が抑制されるわけだが、これに加えて集中作業の中で分泌されるノルアドレナリンやドーパミンもまた、分散系を抑制してくれる。集中作業の時間を作ることは、分散系の脳領域を休めるためにうってつけなのだ。

一方で、集中系の過剰な活性化は、その部位に劣化したタンパク質や活性酸素などの蓄積を招き、細胞死につながっていく。さらに、ノルアドレナリンやドーパミンを分泌する細胞たちへの過剰な負担からその疲弊をもたらし、これらの細胞死も招くことになり、やがて集中系の機能低下につながってしまう。

脳の細胞が死んでいく「神経変性疾患」のうち、パーキンソン病やある種の認知症では、病前性格として「生真面目」「律儀」などの傾向が挙げられている。こういった性格は周囲の人々から高く評価されるが、集中系が長い時間、過剰に活性化しやすいため、その弊害が起こってくると考えられる。真面目な性格ゆえに、「きちんと仕上げるまで」「ひと区切りつくまで」と、一つの仕事に集中して作業を続けてしまう。

そのため「疲れた」「飽きた」と仕事を一旦放り出して休んだり、違うことをして息抜きをしたりする、といったことができないわけだ。これだと長い目で見れば、脳の働き方に、集中系の過剰な活性化という偏りが生じてしまうだろう。

このように、集中系・分散系のどちらかへの偏りは脳に悪影響を及ぼすため、意識的に避けるようにしたい。

偏りをなくすために、仕事や趣味に打ち込む時間を作って集中系を活性化させつつ、のんびり散歩やぼーっとする時間を作ることで分散系を活性化させてみる。集中系と分散系、これらを交互に行うことが重要だ。

特に「最近、うつっぽいな」と感じたら、おそらく分散系が過活動になっているので、意識的に集中系を活性化させてみよう。ただ、うつが深刻化している人の場合は、集中系のモードに入ることが難しくなっている可能性がある。その場合は、簡単にできる「スマホでゲーム」などでもいい。無理のない範囲で、集中系を使うことを意識してほしい。

脳寿命を左右する睡眠と食事

脳の疲労を軽減するには「違うことをする」ことが何よりも効果的だが、とはいえ睡眠が「脳の休息」において非常に重要であることは論をまたない。

脳を持つ動物は全て、捕食者に捕らえられるリスクがあるにもかかわらず、睡眠なしに生きられる方向には進化してこなかった。それはなぜか？

それは、睡眠なしではグリア細胞による脳のメンテナンスができないからなのだ。グリア細胞はニューロンへの栄養補給や老廃物の排泄などを行い、脳の中でニューロンをサポートしているが、夜間睡眠時にしか十分な活動ができない。

脳のメンテナンスをするグリア細胞を働かせるために、睡眠は必須だったのである。

また、睡眠は「記憶のメンテナンス」をする時間でもある。記憶に関わるタンパク質の合成をはじめ、記憶を定着させるための作業は夜間睡眠時に行われているのだ。タンパク質は記憶の主要な構成要素だが、このタンパク質は全て、細胞内の「小胞体」という場所で適切に折り畳まれることによって働く。睡眠不足だと小胞体がうまく働かず、タンパク質の折り畳みがうまくいかなくなって、劣化したタンパク質が溜まり、記憶の形成がうまくいかなくなる。また、小胞体ストレスが加速してしまうことによって、ニューロンやグリア細胞の死につながって、これも記憶の形成を低下させてしまう。

また、アストロサイトを中心とした脳内老廃物排出システムである「グリンパティッ

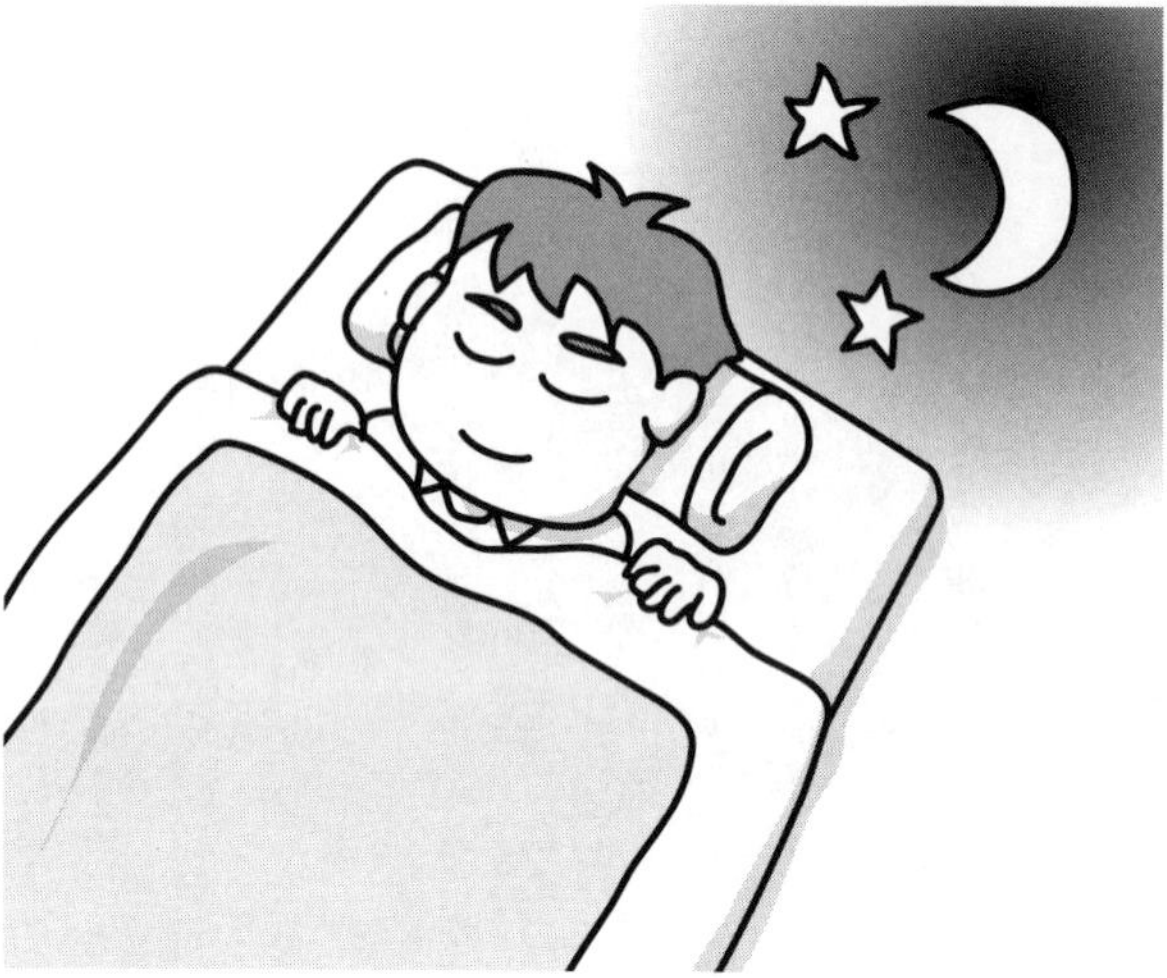

ク・システム」も、夜間睡眠時に活性化することが知られている。このシステムが働かないと、古くなり異常な折り畳みになった劣化タンパク質が脳内に凝集・蓄積し、直接アルツハイマー病の危険因子となってしまう。

こういった劣化タンパク質などの老廃物蓄積は、死んだ細胞と同様に慢性炎症の原因にもなり、ニューロンの細胞死を促進することになるのである。

まさに睡眠は、健全な脳や記憶を維持するうえで核となる時間と言える。全ての哺乳類が捕食者に捕らえられる大きなリスクを冒してまで睡眠時間を確保するのには、納得の理由があったわけだ。

脳のメンテナンスという観点で言えば、睡眠だけでなく「食事」も重要だ。その重要性が知られるようになったからか、「記憶力」というキーワードで検索すると、「脳に良いサプリ」「記憶力を高める食品」といった広告がたくさん出てくる。はたしてこれらは本当に有効なのか？ 多くの人が期待と不安を抱くであろう。もちろん、これらに期待できる効果は千差万別なので注意が必要だ。では、本書で強調してきた「必要な記憶を確保しながら、忘れてもいい記憶はどんどん消していく」という理想の状態に近づけるには、食事で何を補えばいいのだろうか。

まず挙げられるのは、「脂質」である。脳の細胞は非常に細かな突起に富んでいて、その形を維持するためには細胞膜の成分となる脂質がたくさん必要になるのだ。ダイエットなどでは脂質は避けられがちだが、脂質を含んだ食材を適度に摂ることは脳機能を維持するうえで効果的なのである。

脂質の中でも、特に「オメガ3系不飽和脂肪酸」が細胞膜の成分として重要であり、これをサプリとして摂取することは認知機能改善に役立つとされている。このオメガ3系が豊富にあると、細胞膜の柔軟性・流動性が高まるからである。まだまだ解明されていないことも多いが、脳機能に障害がある人や脳の成長段階にある子どもにオメガ3系を摂取させることで、認知機能に改善が見られたとする報告もなされている。よほど極端な摂取法でなければ、少し多めにオメガ3系を摂ることは決してマイナスにはならないであろう。

脂質以外だと、「タンパク質」も記憶を作り出すもとになるため、必須の要素となる。その材料となるアミノ酸を摂取すること、特に「必須アミノ酸」と呼ばれる、人間の体内では合成できないアミノ酸が重要となる。これらを豊富に含むのが、肉類、魚類、卵、乳製品や大豆などであり、これらをしっかりと摂るようにしていきたい。

また、ニューロンの唯一のエネルギー源である「ブドウ糖」も適切に補充される必要がある。ニューロンの電気的な活動やそれを支えるグリア細胞の働きは、ブドウ糖からエネルギーを得ることによって初めて可能となる。そのために脳は想像以上の大食漢であり、全身で使われるブドウ糖の25％が脳で消費されているのだ。したがって、自分の脳のパフォーマンスを最高の状態に持っていくためには、糖質も適切に摂取した方がいい。糖質制限ダイエットなどが流行《はや》っているが、過度に摂取を控えれば、脳に深刻な影響を与え、思考力や記憶力も低下してしまう可能性があるので注意が必要だ。糖質が悪者になるのは、あくまでも〝過剰に〟摂取した場合なのである。

ここまで挙げてきた「脂質」「タンパク質」「糖質（炭水化物）」は、３大栄養素と言われるように生命維持における基本的な栄養素だが、記憶においても極めて重要な要素なのである。奇をてらわず、日々の食生活の中でバランス良く摂取する必要があるわけだ。

ちなみに、代謝負荷が強く膨大なエネルギーを必要とする「オリゴデンドロサイト」

を守るための栄養素をきちんと摂ることも重要なのだが、そのために必要なセラミドという物質は腸管からの吸収が非常に悪く、脳内ではほとんど利用されない。オリゴデンドロサイトの利用するセラミドの大半は、自らの細胞内にあるタンパク質・酵素を用いて合成されているのだ。

つまり、例えばサプリメントとしてセラミドなどを大量に摂ったとしても、何の役にも立たない。お肌や膝の軟骨に補充するためにコラーゲンをサプリメントで摂っても、多くの場合そのままでは吸収されず役に立たないのと同じである。こういった生体成分は、本当に必要な場所で、必要なときに合成されることが重要となる。

オリゴデンドロサイトを守るためには、脂質も、タンパク質も、そしてエネルギーを供給する糖質も含まれるバランスの取れた食事こそが重要なのである。

セラミドに限らず、比較的どんな食材でも容易に手に入る現代では、よほど偏った食生活をしていない限り、「何かを加えることで良くしよう」「何かを削ることで良くしよう」という発想よりも、バランスを意識する方が重要だ。あくまでもサプリは補助として、食生活のバランス改善を第一に考えよう。

糖尿病は脳も破壊する

食事・栄養の観点から、脳機能を維持するためのもう一つの重要な点として、糖尿病の予防を挙げたい。糖尿病というのは血糖値の上昇によって、さまざまな合併症を引き起こしてしまう病気である。

実はこの糖尿病が、認知症にも大きく影響を与えることが研究結果から示されている。全世界における糖尿病とアルツハイマー病の統計を取った臨床研究「Rotterdam Study」（1999）によると、糖尿病の罹患はアルツハイマー病の発症リスクを約2倍にしてしまうことが明らかとなっているのだ。

昔から、生物にとっての最大の生存危機は「飢餓」であった。栄養素の不足に対抗するため、人の身体には血糖値を上げるホルモンはたくさんあるのだが、血糖値を下げるホルモンは、実はインスリン一つしかないのだ。飢餓を乗り越えるよう進化してきた人体が、有り余る栄養素にさらされて、逆にその弊害に困るようになったのが現代の多くの慢性疾患であり、糖尿病はその代表格と言ってもいいであろう。

ちなみに糖尿病には2種類あり、膵臓のインスリンを生み出す細胞（β細胞）の減少による「Ⅰ型」と、細胞がインスリンを活用できなくなる「Ⅱ型」が存在する。食生活の偏りや運動不足によって生じるのはⅡ型で、これらが高血糖の状態を作り出してしまう。

糖尿病による高血糖の状態が、なぜ脳に良くないのか？

いくつか理由があり、まず一つには、過剰な糖質がタンパク質と結合し（糖化）、その機能を劣化させてしまう点が挙げられるだろう。ここまで、記憶の形成と消去にはタンパク質の働きが必須であることを説明してきたように、健全な脳の働きのためには、タンパク質がきちんと働いてくれることが必須なのである。高血糖が長く続くことは、体のいたるところでタンパク質の劣化を促進してしまうことになる。

次に挙げたいのが、インスリンを分解する酵素がアルツハイマー病の原因物質の一つである「アミロイドβ」の分解・排泄にも関わっている点である。Ⅱ型糖尿病ではインスリンが過剰に作られてしまうのだが、これによって分解酵素の多くがインスリン分解に使われるために、アミロイドβを分解できなくなってしまうのだ。アミロイドβが蓄積すれば、互いがくっつき合うこと（凝集）によって正常な機能を失い、毒性を発揮する。また、過剰に蓄積したアミロイドβは慢性炎症の原因となり、ニューロンやグリア細胞の死を加速することになる。

糖尿病が脳に及ぼす影響はこれだけではない。血糖値が高いと血液の凝固系が活性化し、インスリンの高値が「線溶系」という血栓を溶かす経路の活性を抑えてしまう。そうなると、脳の中で微小血栓ができやすくなるのである。微小血栓というのは細い血管の中にできる血の塊であり、多発性脳梗塞を引き起こす要因となる。さらに、高血糖には炎症反応を促進する性質があり、炎症によって血管内腔に血栓ができやすい環境を促進してしまう。これも脳梗塞につながり、高血糖は脳血管性認知症の原因となるわけだ。

このように、糖尿病ではタンパク質の劣化やアミロイドβの蓄積が促進され、血栓形成のリスクも高まるため、多方面で脳機能に悪影響をもたらしてしまうリスクがあるのだ。

糖尿病にならないような食生活は、やはりバランスということになるであろう。私は糖尿病の専門家ではないが、脳において「ニューロンを使いすぎることが認知症につながりやすい」ことから類推すると、インスリンを分泌する細胞に過重な負担をかけないことが重要なのではないかと考えている。休みなく常に働かされていることがインスリンを生み出す細胞の死につながってしまうのであれば、膵臓のβ細胞もニューロンやグリア細胞と同じく、長く働いてもらうには「休ませる」ことが決定的に重要になる。

そのために、私が実行しているのは、間食は極力避けるようにすること。「プチ飢餓状態」を作り出してインスリン分泌細胞に少しでも休む時間を作っているつもりだ。でも実は、普段注意しているのはそれだけで、食べたいものはあまり遠慮せず食べてしまっている。それが最終的にバランスの取れた食事につながるはずだ、という理屈をつけて。

運動が脳を動かす

運動が脳に良い、ということは多くの本で書かれており、健康に気を配る人なら誰でも知っていることである。患者さんに「認知症にならないためにはどうすればいいですか?」という質問を受けたとき、私は最近では「まず運動をすることです」と答えている。すると多くの患者さんには、そんなことは知っています、とつまらなそうな顔をされてしまうのである。

私もちょっと悔しいので、時々「じゃあ、何で脳に良いのですか?」と意地悪な質問をしてみるのだが、この質問に答えられた方はほとんどいない。

実は運動をすることで、筋肉からさまざまな成長因子が分泌され、それが脳に届いて脳を守ってくれているのだ。特に重要なのが、「ＩＧＦ－１（インスリン様成長因子）」と「ＶＥＧＦ（血管内皮細胞増殖因子）」という分子で、これらはニューロンやグリア細胞の直接的な保護効果を持っている。さらに、これらの物質は脳に入ると、「ＢＤＮＦ（脳由来神経栄養因子）」やセロトニンといった脳細胞全体を保護する分子の分泌も促進してくれるのである。

ＢＤＮＦという分子には、ニューロンを細胞死から守って生き延びさせる作用があり、いろいろな疾患との関連が指摘されている。中でも一番気になるのは、認知症との関連であろう。実際に、アルツハイマー病では血中のＢＤＮＦレベルが低下していることが示されている。

そして、運動によって分泌されるこれらの成長因子は、海馬の血流を増加させ、神経新生も増やし、結果として記憶も含めた認知機能を改善させる効果も示されている。さらには炎症を促進する「ＩＬ－１β」を減少させて、脳の慢性炎症を抑える働きまであるのだ。実に、良いことずくめである。

まさに筋肉は、脳を守る薬を作ってくれる製造工場のようなものだ。脳を守るためにも、どんどん筋肉に働いてもらおう。そのためには、適度な運動をすることだ。例えば、散歩やランニング、また過度にならない範囲での筋トレなども有効である。

さて、運動をすることで、筋肉から脳を守り活性化させる物質が放出されるということがわかった。でも、待ってほしい、運動と脳の関係はそれだけであろうか？

運動をしたとき、もっと直接的に爽快感が得られるような気がしないだろうか。ジョギングやスポーツをした後に、不快な疲労感よりもすがすがしい感覚を覚える人が多いと思うが、あれは一体何なのだろうか。それを示す例として、自転車型のフィットネス器具を用いて「運動と脳血流との関係」を調べた調査がある。調査の結果、適度な運動をすることで前頭前野内側部の「梁下野《りょうかや》」と言われる部位と、「前部帯状回」の血流が3割ほど増えることが示されたのである。第3章「喜びの記憶」の項目で説明したが、喜びの感情、「好き」という思いは、前頭葉の底面や近接する前部帯状回などを広く活性化することがわかっている。

つまり、運動は直接的に喜びをもたらす脳領域を活性化していたのである。

そして、運動は記憶に対しても良い影響をもたらす。動物実験によって、運動は海馬の神経新生を増やし、記憶力を向上させることが示されている。人間においても運動によって海馬の血流が増加し、長期記憶の保管場所である大脳皮質との結合性が高まることがわかっている。当然ながら、記憶を含めた認知機能も向上するわけだ。

今のところ、運動の強さと記憶力の関係についてははっきりとした結論は出ていないが、ギリギリまで体を酷使する運動は、ストレスホルモンの分泌を促すため避けた方がいいだろう。中等度からやや強めの運動で、呼吸数・心拍数が少し上がるくらいが適当で、「自発的に、気持ちの良い範囲で」がキーワードとなる。

先ほどの自転車型フィットネス器具での調査では、認知機能の一つである「実行機能」にも有意な改善傾向が見られることが明らかとなっている。実行機能というのは、情報を一時的に記憶しながら、課題を段取り良くこなす能力のことであり、代表的な集中系の機能である。運動で血流が増加していた前部帯状回は、「集中系」の主要な脳領域と豊富な神経連絡があるので、運動によって集中系が活性化していると考えられる。

さらに、運動することによって不安な気持ちやうつ傾向が改善することも示されている。不安感は分散系を活性化させているわけだが、そういったときに運動をすると集中系が活性化するため、不安やうつ状態で見られる過剰な分散系の活動を鎮静化させる働きがあるのだと考えられる。

一方で、何かの仕事に集中して疲れたとき、自転車で風を切って走ると、疲れが取れていくような心地良い感覚をもよおすことがある。これには二つの理由がありそうだ。一つには、運動が、喜びをもたらす脳領域である前頭葉底面や前部帯状回などの血流を増やすことが挙げられる。

もう一つは、運動が脳内のドーパミン量を増やすためだ。特に運動の直後にドーパミン分泌が上昇し、しばらくはその状態が続くことが示されている。ドーパミンを作る神経は前頭葉や海馬と密接な連絡があり、快感をもたらして目的に向かった行動をとる動機付けとなるとともに、その行動を記憶に残りやすくすることはすでに述べたとおりである。

運動は記憶力をアップさせる働きがあると同時に、いま目の前にある課題への集中を促して、嫌な記憶を忘れる方へと導いてくれるだろう。

音楽は喜びの神経回路を活性化する

音楽にはいろいろなジャンルがあるが、その人にとって好みの音楽を聴けば心地良い気分になり、喜びの感情が湧いてくるものだ。私は特別な音楽の好みがなく、若い頃に聴いたヒット曲を中心に軽めのポップスを車の中で流しているのだが、若いときに聴いた音楽は、なぜかその頃の些細な記憶と結びついていて懐かしい香りがしたりする。

音楽と脳の活動の関係は、近年のＭＲＩ画像技術の発展でかなり詳しく調べられた。その結果、好きな音楽を聴くと、前頭葉の底面や前部帯状回などの喜びの神経回路が活性化することが示されている。喜びの神経回路が活性化するのは、食欲や性欲といった生物としての「基本的欲求」が満たされたときだけではないのだ。音楽は運動と同様に、意識的にその時間を取ることで「喜びの神経回路」を活性化させることができるのである。

人間が完全な無音状態に耐えることができないことは、広く知られている。人間の脳は、自然界の音に囲まれて成長し、その音なしでは神経機能を正常に保つことができないようなのだ。音楽は言わば自然界の音をドラマチックに再現したものなので、動物の脳はそれに喜びを感じるようにできているのであろう。

音楽によって活性化される前部帯状回は喜びの回路であるが、実はこの部位は、集中系の中心である前頭葉外側部や頭頂葉外側部と豊富な神経連絡がある。つまり、音楽を聴くことは喜びであると同時に、集中系を活性化させてもいるのだ。

また、第4章でリズミカルな運動がセロトニン分泌を促進して、安心感を生み出すことを説明してきた。これらの効果は子守歌や讃美歌などにも応用され、時代を問わず人間を癒やしてきた。音楽を通して、身体と脳は密接につながっているのだと実感できるのではないだろうか。

一方で、音楽で活性化される前頭葉の底面は、実は分散系の前頭前野内側部とも部分的に一致している。つまり音楽は、集中系とともに分散系の一部を活性化している可能性があるわけだ。やや複雑な関係になるが、音楽の効果は聴いている音楽のジャンルやその音量、聴いている環境など、多くの要素との組み合わせになる。聴き慣れた好きな音楽を聴いているときは集中系が、それ以外では音楽を聴いている環境も影響する、と覚えておくとよいだろう。

音楽を聴きながら仕事をする、という人がいる。私はあまりこういった「ながら作業」は得意ではないのだが、実はこれができる人は、非常に優れた才能の持ち主ではないかと思っている。というのも、先に書いたように音楽は、集中系を活性化させ、さらに分散系の一部も活性化させている可能性があるので、集中系の特定部位だけを使っているよりも創造的で大きな仕事ができるのではないかとうらやましくなるのだ。

音楽は、無意識の中での脳の使い方、すなわち集中系と分散系のバランスを取ってくれることになる。少なくとも集中系が活性化しているので、分散系の暴走、つまりうつ傾向になることを予防してくれる。

音楽と記憶の関わりは、「モーツァルト効果」が有名である。モーツァルトを聴くと、

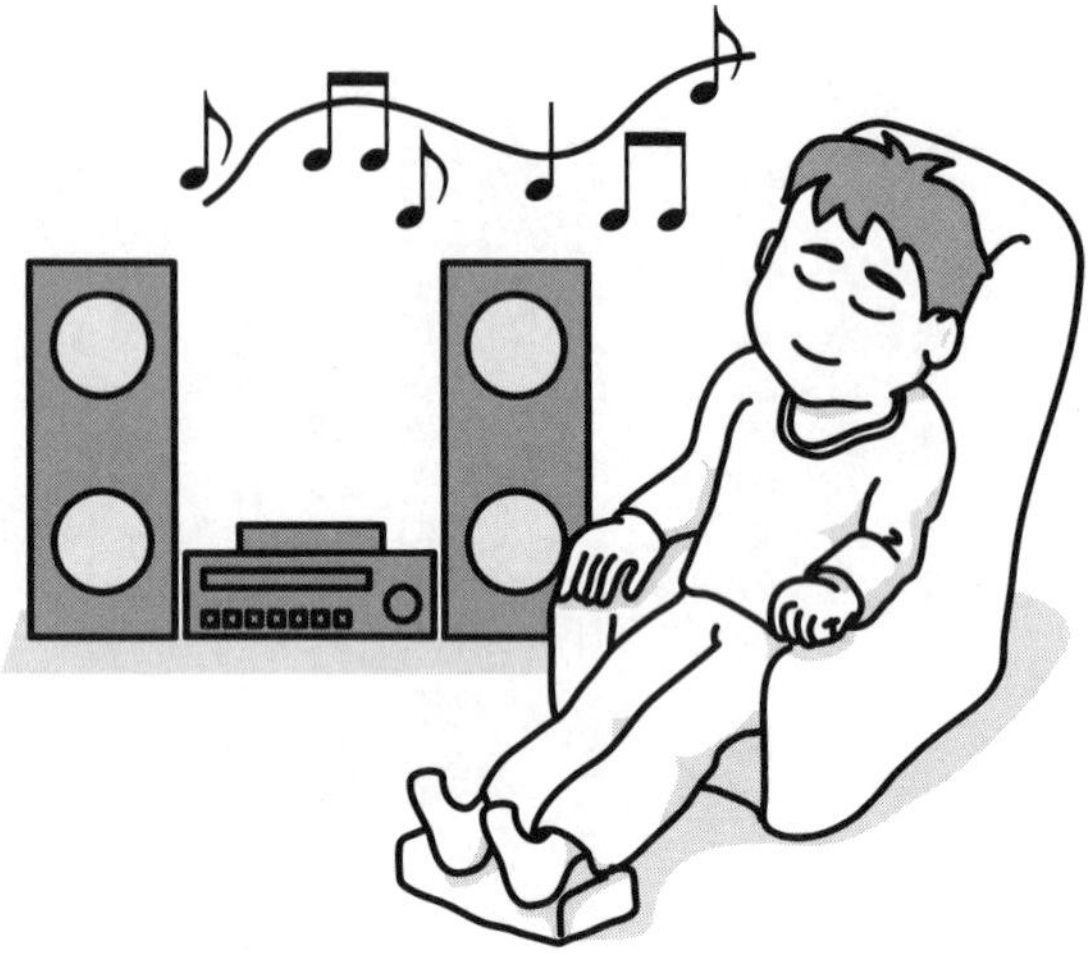

音楽を聴かずにリラックスした状態よりも、認知機能の一種である空間を識別する能力が向上していたのである。その理由については議論がなされているが、クラシックに限らず、音楽が認知機能を向上させることは多くの研究で示されているところだ。好きな音楽を聴くことが、海馬や扁桃体を中心に、さまざまな脳領域の血流を増やす。特に高齢者においては、そのときの気分に合った好きな音楽を聴くことは、記憶力の向上やうつ症状の改善に有効なのである。

そして、音楽が喜びの神経回路を活性

化させることによって、記憶の残り方に影響を与えているという点も強調したい。第3章で説明したように、それによって喜びの記憶が残りやすくなり、嫌な記憶、忘れてしまいたい記憶を残りにくくしてくれるのである。嫌なことがあったら好きな音楽をかけて気分転換することは、記憶の観点から見ても実に合理的な行為だったのだ。

絵画などのアートがもたらす脳の活性化

音楽、すなわち聴覚による芸術が脳にもたらす影響を見てきたが、それでは視覚を通して脳に入ってくる絵画などの芸術はどうだろうか。

人が絵画を見たときの脳の反応については、脳の活動部位を測定する「ｆＭＲＩ」によって調べることができる。測定の結果、その絵画の種類によって興奮する部位が異なっていることがわかっている。人物画を見ているときは、扁桃体と側頭葉下面の「紡錘状回」が活性化していた。この紡錘状回には、人の顔の形に対して顕著に反応するニューロンもあるとされている。人物画以外だと、風景画では「海馬傍回」、静物画では視覚の中枢である「後頭葉」が活性化していた。

しかし、これらは絵画を短時間眺めたときの変化であると言ってもいいであろう。優れた絵画を時間をかけて鑑賞したときには、最終的にはその人の分散系が活性化され、過去・現在・未来が統合される感覚を味わうことになるはずだ。いや、むしろ統合と言うよりは、自由に行き来できる感覚と言えるかもしれない。そして、過去の記憶が絵画によって刺激され、思わぬ創造性へとつながっていく可能性があるのだ。

美術館で絵画と向き合うにあたって、このことを意識しておきたい。せっかく足を運んでいるのだから、その作品の真の価値を見極められるようにしたいものだ。それには、分散系が活性化するまでゆっくりと時間をかけ、「眺める」のではなく、「鑑賞」あるいは「観察」することが重要になる。その作品が生まれた時代背景をある程度知ったうえで、全体の構図から細部にいたるまで、しっかりと時間をかけて観察するのだ。そうすることで、日常生活では出会えない刺激となり、あなたの創造性を育むうえでの貴重な記憶になるはずである。

ちなみに昨今ではビジネスの世界でも、経営学修士号（MBA）取得に求められるような〝データを駆使して答えを導き出すスキル〟よりも、物事を直感的に捉える「感性」や、複雑な物事を解決に導く「創造性」が重要との考え方が主流になりつつあるようだ。美術学修士号（MFA）という資格が注目されていることも、そうした流れを象徴している。アートは脳全体に蓄えられた言語化できない知識を呼び起こし、現在・未来と結びつけて創造性をもたらす重要なきっかけとなる。こうした理解が美術界隈の枠を出て、ビジネスマンを含む多くの人に認められつつあるのだ。

このように、アートは脳の中に蓄えられた「言語化されない記憶」や「無意識の中の記憶」を揺り動かし、活性化し、結びつけてくれる。アートが記憶に大きく関わってくるのであれば、多くの経験値と記憶の蓄積がある高齢者こそ、その効用をより多く享受できるのではないだろうか？　絵画をしっかりと観察・鑑賞する時間を持つことは、思いもよらぬ創造性をもたらしてくれるはずだ。もちろん若者でも効果は期待できるが、自分の若かった頃を想像すると、じっくりと鑑賞するような優雅な時間を持つ余裕はなかった。そういった豊かな時間を取れるということも、年を重ねていろいろな面で余裕が出てきた高齢者にとって有利な点だろう。アートを目で見て感じ、記憶を揺り動かしていこう。

全ての偏りは脳の慢性炎症につながる

偏った脳の使い方をして脳の休息が足りなくなると、特にストレスに弱いグリア細胞が死んでいき、最終的にニューロンも死んでいってしまう。

脳の働き方の偏りは、どんなときに起こり得るのか。例えば締め切りに間に合わせるために徹夜でレポート作成に取り組んでいるとき、あるいは昨日の試合に自分のエラーで負けてしまい、一人でくよくよと思い悩んでしまっているときといったように、どんな人にでも起こり得ることだ。

こういった偏った脳の使い方が度重なってくれば、過重な負担から最初にグリア細胞が障害され、老廃物や変性したタンパク質が脳内に蓄積して、自分の身体の一部に反応する炎症反応を活発化させてしまう。そして最終的には、神経細胞の死を招いてしまうのだ。

慢性炎症というのは、細菌などに対する急性の炎症とは異なり、自分の身体の一部に対して免疫細胞（脳で言えばマイクログリア）が刺激されて、組織を破壊する方向で活性化してしまう現象である。特に、死んだ細胞から流れ出るタンパク質やＤＮＡなどが引き金になることが知られている。

全ての神経系疾患には、慢性炎症が関わっていると言っても過言ではない。そして脳における慢性的な炎症は、必要な記憶を失うことにつながり、また忘れるべき記憶を忘れられず精神の安定が得られなくなることにもつながっていく。なぜなら、慢性炎症では基本的に組織の障害や破壊が起こってくるので、記憶に関わるニューロンが障害されたり、逆に忘却に関わるタンパク質の合成が低下したりしてしまうからだ。

したがって、健全な脳機能を維持するうえではバランスの良い脳の活用・睡眠・栄養などのほかに、「積極的に炎症反応を抑えていく」という発想も重要になってくるのである。

脳の炎症を抑える方法とは何か？

アスピリンなどの抗炎症剤を内服することも、一つの手ではある。これらが有効であるとする報告もあるが、何となく薬を常用するのは気が引けるという人も多いかもしれない。長期的な副作用も気になるところである。

この本をここまで読んでくださった読者の皆さんは、薬に頼らなくてもできる方法を知っているのではないだろうか。そう、抗炎症作用を示す最良の処方箋は「運動をする」ということだ。

薬ではなく、自分の持つ筋肉から炎症を抑える物質を分泌させるわけだ。運動することによって筋肉から分泌される成長因子は、脳を保護する栄養因子の分泌を促進し、炎症をもたらす物質（IL－1β）を減少させる効果がある。さらに、運動することはコルチゾールやノルアドレナリンなどのストレスホルモンを減少させるので、この点からも脳保護効果があると言える。

自分の身体の中に、炎症反応を抑制する最良の物質製造工場があったわけだ。その工場こそが、「筋肉」なのである。

記憶にとって有害な脳の慢性炎症を抑えるために、バランスの取れた脳の使い方に加え、適度な運動を積極的に取り入れるようにしよう。

第6章　忘れることが未来を作る

小さい頃から刷り込まれた「忘れることは悪いこと」

小学生の頃の学校のテストといえば、教科書に書いてあることを思い出させて答案用紙に書かせることだった。教科書の中身を暗記してそのまま たくさん書き込めば、良い点が取れ、先生や親に褒められ、良いことずくめである。逆に何が書いてあったか忘れてしまえば、良い点数は取れず叱られることになる。

テスト以外の学校生活でも、授業で教科書などの忘れ物をすれば、「忘れましたね！」と注意されることになる。私が子どもだった当時は、「廊下に立っていなさい」と罰を受けたり、ゲンコツを頭に落とされたりすることもたびたびであった。「忘れることは悪いこと」と常にみなされることで、それが私たちの記憶に深く刻まれてしまったのである。

しかし、ここまで見てきたように、忘れることは新しい記憶を獲得するために重要なプロセスだったのである。脳科学が飛躍的に進歩したことで、今は忘れることに対する見方を変えるべき時期に来ていると言ってもいいであろう。

エピソード記憶、特にちょっとした固有名詞や数字を忘れることは、何か不都合があるだろうか？　実はほとんどのケースで、これといった不都合などないのである。インターネットが身近にある今、スマホを開いてちょっと調べれば済むことも多く、個人的なことなら知人に聞けばいい。それなのに我々現代人は、当たり前のように「忘れたくない」と思い込んでしまっているのである。これは、私たちが小さい頃から刷り込まれた「忘れることは悪いこと」という思い込みがあったからだ。こうした思い込みから自由になるためには、日々流れてゆく記憶の中で、その記憶はなぜ忘れたくないのかを、常に考えてみる必要がある。

シナプスによる記憶は、環境に応じて常に変化していくものであると強調してきた。記憶という固定化したものがあるのではなく、「記憶は常に流れていき、忘れ去られるのが正常」と考えた方が適切なのだ。

脳が積極的に記憶を消し去っているという事実が、そのことを証明している。そして積極的な忘却機能を持ったのは、生物としての進化の必然で、その方が生存に有利だったからにほかならない。

心配事はしばらく放置してみる

この本の冒頭で、「1週間前に何について考えていたか」という問いかけをした。たった1週間置くだけでも、情動を動かすような深刻な悩みでない限り、案外忘れてしまっているのではないだろうか。

ここまで「情動を動かした記憶は忘れにくい」ことを説明してきたが、実は多少情動を動かしたような出来事でさえも、どんどん流れて過去のものとなっていくのである。このことについては、むしろポジティブな面を強調したい。嫌な記憶も必ず薄くなっていくので、不安や心配事はすぐに解決しようとせず、「しばらく放置して様子を見る」

というやり方も有効な手段になるのだ。

そもそも心配事というのは、悪い未来を予測することによって生まれる。その未来に対して恐怖を感じたり、大きな不安感が湧き上がってきたりするのだが、その際に注意したいのは、「その感情的な状態で、物事の判断をしない方がいい」ということだ。心配事の内容にもよるが、感情的な状態を抜け出すまで待てるのであれば、その方が建設的な判断ができることも多いはずだ。

なぜ、感情的な状態での判断を避けた方がいいのだろうか？　まず一つには、情動を生み出す扁桃体は、危機を回避するために過剰に反応することを前提として設計されているからだ。脳は無意識に、「危険につながってはいけないから、ひとまず大きく反応しておこう」としているのである。過剰に反応してしまうのであれば、湧き上がる自分の感情、特に恐怖や怒りの場合は、あまり信用しない方が得策と言える。情動は移ろいやすいもの、とはじめから冷めた目で見ておく方がよいだろう。

感情を落ち着けてからの判断をお勧めするもう一つの理由は、感情のままに行動してしまえば、それは確実に記憶に強く刻まれることになるからだ。それも、決して心地良い記憶ではなく、多くの場合は不快な記憶として……。こうした点から、恐怖や不安に対してすぐに反応するのではなく、「逃げる」あるいは「距離を取る」「放置する」なども重要な選択肢となるのだ。そして、その感情の変化を見極め、さらに前頭葉による詳しい状況分析を待ってみよう。

不安感はそもそも、〝良い未来〟を実現するためにあると考えられる。その不安感がなければ十分な準備ができず、良くなるはずの未来が悪いものになってしまう可能性が高まる。悪い未来を予想して不安感や恐怖を感じたら、実は良い兆候と言えるのである。後はその兆候を良い未来に変えるために、感情の適切な取り扱いをすればいい。

そのために、不安を感じた後に、前頭葉を活性化させて十分な準備をしていくことが重要となる。不安感は、主に分散系が作り出しているので、一度その感情から離れるためには、集中系を活性化させて分散系を抑える必要がある。そのために、不安を鎮めるまでの間は何か違うことに頭を使って「忘れている」ことが必要なのだ。

不安感は精神的ストレスとなって、分散系を過剰に活性化させてしまう性質を持つ。そして、過剰に活性化された分散系は「反芻思考」をもたらし、悪い未来予想を何度も何度も、心の中で反芻してしまうことになる。これを抑えられるのは、睡眠や休息ではなく、集中系の脳の働きしかないと言ってもいいであろう。

仕事や勉強に集中できればベストではあるが、心配事を抱えながらこれらに打ち込むことは、私たちにはなかなかできないものだ。では、不安感が強くなってしまったときに、適切に集中系を活性化するにはどうすればいいのだろうか？　誰にでもできるコツを、時間単位で見ていこう。

長い目で見れば、「暇を作らない」ことだ。暇を作らないよう積極的にスケジュールを入れてしまおう。暇な時間は集中系を使う必要がなく、分散系のみが過剰に活性化することになりやすいからだ。何かしら予定が入っていれば、それをこなすために集中系を使うので、脳の使い方のバランスが取りやすくなる。昔から、「人間、暇になりすぎるとろくなことを考えない」と言われるのもうなずける。

少し短い目で見れば、運動をすることが非常に効果的である。運動は分散系を抑制し、その後の集中系へのシフトを促すことが期待できるうえ、時には集中系へは移行せずにそのまま眠りを誘ってくれる。しかも、運動は喜びの脳領域を直接活性化するわけだから、心配事に対処するために最高の処方箋と言ってもいいだろう。軽い認知障害のある患者においても、中等度の運動をすることによって分散系から集中系への移行が促進されることが確認されている。

脳の働きのバランスを整えるきっかけとして、運動が手軽で有効な手段となるのである。ただ、運動はあまり長時間続けたり負荷が強すぎたりすると逆にストレスとなってしまうので、あくまでも適度な範囲に収めるようにしよう。

もっと短い目で見れば、テレビゲームやスマホのゲームに興じることも不安解消への効果が期待できる。ある程度の時間制限を設けるのであれば、これらは集中系を活性化させ、心配事に対抗するための有効な手段となる場合がある。

また、テレビドラマや映画に夢中になれるのであれば、それも効果的になり得る。その際はぼんやりとテレビの前に座るのではなく、ストーリーを追いながらのめり込むようにし、その世界に没入することが有効性を高めるだろう。

もちろん、感情をもよおす心配事をしばらく放置できる状況なのかどうか、瞬時に判断することも必要となる。恐怖や怒りを引き起こすような状況では、即座に対応しないと間に合わないこともあり得るからである。ここでもバランス感覚が重要となることは忘れないでほしい。

テクノロジーの進歩が脳にもたらす影響

古くはテレビ、最近ではスマホ、そして2019年の新型コロナウイルスの蔓延によるリモート・ワークの普及など、テクノロジーの進歩は我々の生活を格段に便利にさせた。テクノロジーと無縁の時代に戻りたいという人はほとんどいないだろうし、いたとしても、もはや生活とは切っても切り離せないものとなっているはずだ。その功罪に関しては研究が始まったばかりであるが、私なりに一つの仮説がある。

それは、「集中系」と「分散系」との関係からの推論である。テクノロジーの使用によって集中系と分散系の使い方に偏りが生じれば、脳が十分な休息をとることができず、疲弊してしまう。これが長期にわたれば、脳の細胞死を促進し、忘れてはいけない記憶を忘れてしまうことにつながる。最終的には脳の寿命を縮めることになるだろう。

こうした悪影響を避けるためには、テクノロジーの脳に対する影響を理解し、それに溺れることなく、バランスよく使いこなしていかなくてはならない。

我々に身近なツールが脳に及ぼす影響を、いくつかご紹介しよう。

まずテレビにおいては、ドラマや映画のストーリーを追いながら見ているときは集中系が活性化し、一方でニュースやバラエティ番組をぼーっと見ているときは分散系が活性化する。さほど長時間でなく、どちらかに偏ることがない限り、テレビの前に座るのは脳に悪くはないだろう。

また、インターネットの閲覧は、基本的に集中系を活性化させる。目的を持って使う限り、インターネット自体の脳への悪影響は考えにくく、わざわざ記憶しておかなくてもすぐに取り出せる情報源として脳を助けてくれる存在だ。忘れることを得意とする脳にとって、最高の相棒と言ってもいいだろう。

一方で、それを持ち運べるツールとしてのスマホやSNSに関しては、さまざまな意見がある。

一般論として、社会生活において「多くの人と常につながっている」という感覚は、分散系を強く活性化させることが知られている。もちろん、これ自体は決して悪いことではないが、恒常化すれば偏りが生じてしまう。スマホが登場する以前の我々は、このつながりを意識する時間は今ほど多くはなかったはずだが、今や多くの人が、SNSを介して常に多くの人間関係を意識するようになった。この新たな生活習慣は、程度によっては分散系の過剰な活性化をきたし、うつ傾向を強めてしまうおそれがある。

これに対処するにはスマホを手元に置かない時間を作ることが一番だが、これだけ身近なツールとなると、そうもいかない人も多いはずだ。それではどうすればいいか。この本の中で、集中系と分散系のバランスを取ることの重要性を強調してきたが、「多くの人間関係を意識することは分散系の活性化につながる」という点を思い出すことこそが、このバランスを取り戻すきっかけとなるだろう。SNSと向き合うことが多い人は、意識的に「集中系を活性化する行動」を取るようにするべきだ。

一方、コロナ禍を機にスマホやパソコンを介したリモートでの対話が普及したが、脳にどのような影響をもたらすのだろうか？　私は、これらはうまく使いこなせば脳に良い影響をもたらし、スマホやSNSがもたらした「分散系の過活動」というマイナス面を打ち消す効果があると考えている。

オンライン上とはいえ、「リアルタイムでの会話」が可能になるからだ。リアルタイムでの会話は、やり取りにタイムラグがあるSNSとは違って、主に集中系が活性化する。会話においてはまず言葉を聴覚でとらえ、その意味を理解し、返答するための言葉を考え、その言葉を発話するという、非常に複雑な作業を繰り返し行うことになるためだ。

集中系と分散系のバランスを考えると、人と人とのコミュニケーションにはオンラインにせよ対面にせよ、リアルタイムでの会話を第一に据え、そこにプラスする形でSNSを活用していく方がよいだろう。

とはいえ、オンラインでの会話は「対面での会話」と同じではない。言葉やデータは共有できるが、相手の表情の微妙な変化や小さなうなずき、しぐさなどが伝わらないからだ。「相手がどう感じたか？」「何を考えているか？」といった情報が少ないことは、実際に使用する方々も実感しているのではないだろうか。

人の表情を読み取るうえで重要なのは、過去の経験によって培われた「意味記憶」の蓄積である。相手の表情やしぐさの意味するところを無意識の中に蓄積しているので、相手を見て何を感じているかを把握し、過去の記憶と照合することによって「共感」が生まれるのである。

オンラインでは言語以外の相手の情報が極めて少ないため、共感が生まれにくく、人の孤独を埋め合わせるには十分とは言えないだろう。

このように、テクノロジーの進歩で我々の生活は非常に便利になったのだが、それだけに頼って生身の人間同士の対話を省いてしまうと、精神面でも記憶の面でもマイナス面が浮き彫りとなってくるわけだ。

特定のツールに比重のかかった生活は、脳の働き方に偏りをもたらすことを知っておこう。長期にわたれば、忘れてはいけない記憶を失くし、忘れてしまった方がいい記憶を忘れることができないといった状態に陥ってしまうだろう。常に「集中系」と「分散系」を意識して、バランスよく脳を使っていく必要があるのだ。

忘れるからこそ未来が広がる

我々の生きている世界は、膨大な情報にあふれている。日々の生活やネット上でいろいろな人とやりとりをし、さまざまな数字やありとあらゆる景色が怒濤のように押し寄せてくる。その中で記憶に残るのは、私たちが注意を振り向けたものであり、私たちの情動を動かしたものに限られる。

注意を振り向けて一時的に記憶したとしても、その後使われない情報、つまり必要のない情報はどんどん消去されていく。一方で、情動を動かし、不安感を強くするような記憶はなかなか消えにくいことも見てきた。

集中系を使った詳細な状況分析や、新しいことに積極的にチャレンジする姿勢が、嫌な記憶を薄れさせるコツとなる。一方で、喜びの記憶は何度も噛みしめて、その回路に刺激を与えて忘れないようにしたい。

このように、脳では記憶されたことのうち「何を残し、何を消去するか」という選択が常に行われている。

こうした点が、機械と違うところと言えるであろう。機械＝コンピュータであれば、入力された全ての情報を残し、膨大な「メモリー」を形成する。そして、それら全てを「均等に」検索して、情報を取り出すことができるわけだ。

脳は機械とは違い、膨大な情報の中から、自分の情動を動かしたもの、そして前頭葉が重要と判断したものを選択して記憶として残し、次々と押し寄せる新しい情報の取捨選択をしているのである。それが意識的であれ無意識的であれ、このプロセスこそが「考える」ということにつながっていく。

刻々と変化する脳。それは情報に対してタンパク質を合成したり、破壊したりすることによってもたらされる。脳は、過去の記憶を参照しながら、常に新たな環境に適応するべく活動し、変化を続けている。単に情報を溜め込む「メモリー」ではないのだ。忘れるということは、そういった生きる営みの中で当然の変化であり、何ら悪いことではない。むしろ未来を見つめて、脳が積極的に変化している証と言えるであろう。

海馬において刻々と生まれる新生ニューロンは、古いニューロン、すなわち既存の記憶を消去することによって、新しい記憶を獲得することができる。つまり、「忘れること」と「新たな記憶の獲得」はセットであり、こうしたプロセスを経ることで、その人の脳は進歩を続けていくことができるのだ。忘れるからこそ、未来が広がるのである。

人生のベテランが持つ「記憶の財産」

近代化が進む前、人間の平均寿命は50歳以下であった。その後の平均寿命の著しい伸びによって、最近では「人生100年時代」とも言われるようになったが、実は人間の脳は本来、人生100年を前提に設計されてはいない。

後半の50年間は、いわゆる記憶力の低下、物忘れの増加が起こる。昔の常識で言えば、これは困ったことだ。「何とか努力して物忘れを減らしていかないといけない」「忘れっぽくなったことを周りの人たちに知られないようにしたい」などと思ってしまうだろう。

しかし、ここまで本書を読んでいただいた皆さんは気づかれたと思うが、脳の機能を最大限引き出すには「忘れた方がいい」のである。そして、加齢によって変化しているのは「記憶力」ではなく「記憶の取り扱い方」だ。豊富な経験をもとに、潜在意識の中にある「言葉にできない重要な記憶」を結びつけて新たな意味合いを作り出していけることは、むしろ年を重ねて得られた脳の進歩と言っても過言ではない。

また、加齢によって物忘れがあるという人の脳内には、若い人よりも多くの「言葉にできない記憶」がしまい込まれている。多くの記憶が無意識の中に眠っていて、時として目の前に現れてくるのだ。

実際に、加齢とともに低下するのはエピソード記憶であり、意味記憶は何歳になっても増えていくことが示されている。年を重ねれば、物事の本質を理解し、見抜く力が培われていくのである。それを示す研究の一例として、例えばマサチューセッツ工科大学のアゾレイ氏らが分析した、起業家たちの年齢層ごとの成功率のデータがある。その分析結果は、20~30代の起業家よりも50代以降の起業家の方が、成功率が高いことを示しており、「若さ」は成功の必須要素ではないことを強調したのである。年齢を重ねた起業家の方が、豊富な経験に基づく〝言葉にできない直観力〟で仕事を成功に導いていたわけだ。

ここまで説明したような記憶にまつわる脳の働き方を理解すれば、たとえ物忘れが多くなっても、年を重ねることに自信を持っていいということがおわかりいただけたはずだ。高齢者は忘却によってエピソード記憶を減らした分、豊富な経験から得られた意味記憶を、膨大な大脳皮質の中に蓄えている。「忘れた」と思っても、実は忘れていないのである。

人生のベテランになれば、その分、無意識の中にしっかりと蓄えられた記憶を呼び起こし、結びつけて創造性につなげることが可能になる。こうした潜在意識の中にある「言葉にできない重要な記憶」を結びつけて新たな意味合いを作り出していくことは、若い人にはできない技と言ってもいいだろう。

高齢になっても、若い人にはない経験値が成功に導いてくれる。そういう気概を持って社会と接することが重要だ。

忘れることが人類の進化をもたらす

さらに言えば、個人レベルで脳が進化するだけでなく、人類全体がさらなる進化を遂げるうえでも、忘れることが必要となるはずだ。それはなぜか?

生物の進化をもたらしてきたのは「多様性」である。多様な中から、その環境に最も適合した個体が子孫を残し、繁栄してきたことは改めてここで強調するまでもないだろう。それでは、私たち一人一人の多様性は何によって作り出されているのか？

遺伝子の多様性であろうか？　これはせいぜい2万〜3万個の遺伝子の違いにすぎない。一卵性双生児に関する研究が蓄積されているが、顔つき、身長などは似ていても、性格は育った環境の違いに大きく影響されることがわかっている。つまり、遺伝子の違いはもちろんあるにせよ、脳に存在する1千億近いニューロンの使い方こそ、人々の多様性を作り上げているのである。

この多様性の実体は、「記憶の多様性」とも言える。同じ経験をする人など、この世に〝絶対に〟存在しないからだ。免疫に関する研究でノーベル賞を受賞したエーデルマンは、その後、脳の研究に転じ、「ニューロン接続の多様性は、全宇宙の荷電粒子数よりも多い」と表現した。これが本当なのかどうかは検証しようもないと思うが、この天才の表現は本質を言い当てたものと言える。途轍もないほど膨大な数の可能性の中から選択を続け、たった一つの可能性を選び取ったのがあなたの脳、ということになる。そう考えれば、脳がどれだけ貴重なものなのかがわかるだろう。

幼少期から10歳にかけて神経回路に刻まれた記憶は固定化し、その後、死ぬまでほとんど変更されることはないことを強調してきた。こうした幼少期の記憶はまさに個人の気質を決定づけるほどの影響力を持ち、一人一人の多様性を生むことになる。とはいえ、これればかりは親や環境に左右される部分が大きいので、自らコントロールすることは難しいだろう。

一方で、「その後の人生でどんな経験を積んでいくか」「その出来事にどんな意味づけをして記憶として残すか」、という取捨選択の繰り返しはあなた次第であり、あなたの責任ということになる。日々降りかかってくる出来事に応じてシナプスは常に変化していくが、その出来事にどのような意味づけをするかという点は、その人の考え方で大きく変わるからである。

新しい環境、新しい出来事に接して常にシナプスでの記憶を組み換えていくことこそ、

「生きる」ということにほかならない。そして、記憶の多様性というのは、一人一人が持つ唯一無二の経験から得た総合知であり、人類が発展を続けるための大きな財産なのである。

多様性を生む要因は、「経験する出来事」や「記憶の意味づけ」だけではない。「記憶を捨てること」、つまり「忘れること」によってもまた、考え方や物事の捉え方に多様性が生まれると言える。なぜ、忘れることによって多様性が生まれるのか？

人の脳は、その人にとっての重要度に応じて記憶の取捨選択をしている。一人一人がこれまでに蓄積してきた人生経験に基づき、無意識レベルでの選択も含めて「これは大事」と感じたことを記憶に残しているのだ。そうして膨大な量の忘却を経て残った記憶には当然、その人の個性が反映されている。喜びの記憶が残りやすい人、残念な記憶が残りやすい人、映像が残りやすい人、言葉が残りやすい人など、実にさまざまだ。

こうして〝考えるための材料〟である記憶に多様性が生まれれば、必然的に考えやアウトプットにも多様性が生まれることになる。結果的に、この地球上では常に自分には想像もつかないような発想が生まれるのだ。インターネットやｉＰｈｏｎｅなどのイノベーションも、端緒となるアイデアは、発案者が積み重ねてきた固有の記憶に基づいて生まれたものと言えるだろう。

もし、人間が全ての記憶を残していれば、この多様性は限定的なものになってしまうはずだ。それを示す象徴的な存在が、全ての情報がインプットされたコンピュータだろう。

現状のコンピュータは、特定の状況における「最適解」を生み出すことは得意としているが、導き出される解は限定的。いくつものコンピュータを用意しても、際限なく情報をインプットしていけば、最終的に導き出される〝最適解〟は一つに収束することになるだろう。

当然、この複雑で流動的な社会の中で、それが「本当の最適解」であるはずもない。

コンピュータから導き出される答えに人間が考えを挟むことなく従ってしてしまえば、やがて考え方も画一化されて、人類は衰退に向かってしまうのではないだろうか?

生物は常に多様性を求めることによって進化してきた。その多様性の中から、環境に最も適した個体が生き延び、子孫を残していくのであるから、記憶の多様性こそ人類がこの先も存続し、進歩していくために最も重要なことであると言ってもいいであろう。

おわりに――忘れることは良いことである

最新の脳科学が明らかにした「脳は忘れるためのタンパク質を作っている」「新生ニューロンは積極的に古い記憶を消去している」という二つの事実は、脳の研究を進めてきた自分にとって衝撃的なものであった。その一方で、自分の中にあった「忘れることは、健全な脳を維持するうえで不可欠である」という認識と一致していたのである。

こうした事実は、「一度覚えたものは忘れたくない」という世間の認識と大きなギャップがある。多くの人が信じ込んでいる「忘れることは悪いことである」という前提をひっくり返したいと考えたのが、本書を書く動機となった。ここまで読んでいただいた皆さんには、忘れることがいかに重要なことかおわかりいただけたかと思う。

忘れることに罪悪感を持つ必要はないのだ。忘れることへの罪悪感は、単に小学校の頃から刷り込まれた、「答える」ことを主眼とした教育の影響によるところが大きい。教科書の内容を覚え、すぐに答えられたところで、この現代社会では何の価値もないと言っていいだろう。

むしろ重要なことは、「質問する」ことにある。それは教科書にはない答えを求めることであり、質問する側にも、対象をしっかりと観察し、自分で「考える」ことが求められる。忘れずに記憶しそのまま「答える」ことよりも、自分にとって必要ない記憶は捨てて、蓄えられた意味記憶をもとにして考えること、そのうえで質問することこそが、これからの世界で求められることなのである。

「忘れる」ことこそが「考える」ことにつながる。過去の記憶を組み合わせ、新たな解釈を見出すことが「考える」ことなのだから、意識的にせよ無意識的にせよ、「どの記憶を捨てるか」ということはその人の個性であり、その人らしく考えることの出発点になる。

人間の脳は積極的に忘れるようにできているということを、どうか忘れないでほしい。忘れることによって脳は新しい時代に適応し、未来に向けて変化を遂げていけるのである。

これで、これまでの常識は覆された。必要のない記憶を捨て去ることこそ、新しい自分を創造していくことにつながる。忘れることに気後れせず、新たな自分の創造に向け、積極的に人生を楽しんでいこう。そうして記憶を作った先に、明るい未来が待っているはずだ。

岩立康男 いわだて・やすお
1957年東京生まれ。千葉大学脳神経外科学教授。千葉大学医学部卒業後、脳神経外科の臨床と研究を行う。脳腫瘍の治療法や免疫学的遺伝子治療の基礎研究などに関する論文多数。2017年には、脳腫瘍細胞の治療抵抗性獲得に関する論文で米国脳神経外科学会の腫瘍部門年間最高賞を受賞。主な著書に『脳の寿命を決めるグリア細胞』(青春出版社)がある。

朝日新書
884

忘《わす》れる脳力《のうりょく》

脳寿命をのばすにはどんどん忘れなさい

2022年10月30日 第1刷発行

著　者　岩立康男

発行者　三宮博信
カバーデザイン　アンスガー・フォルマー　田嶋佳子
印刷所　凸版印刷株式会社
発行所　朝日新聞出版
〒104-8011　東京都中央区築地 5-3-2
電話　03-5541-8832（編集）
　　　03-5540-7793（販売）

Published in Japan by Asahi Shimbun Publications Inc.
ISBN 978-4-02-295191-5
定価はカバーに表示してあります。

落丁・乱丁の場合は弊社業務部(電話03-5540-7800)へご連絡ください。
送料弊社負担にてお取り替えいたします。

朝日新書

ぼくらの戦争なんだぜ

高橋源一郎

教科書の戦争記述に国家の「声」を聞き、戦時下の太宰治が作品に込めた秘密のサインを読み解く。「ぼくらの戦争」とは、どういうことか。膨大な小説や詩などの深い読みを通して、当事者としての戦争体験に限りなく近づく。著者の最良の1作。

エネルギーの地政学

小山　堅

ウクライナ侵攻を契機に世界中にエネルギー危機が広まっている。エネルギー研究の第一人者が、複雑な対立や利害を内包するこの問題を地政学の切り口で論じ、日本がどのような政策や外交を行い、安全保障上の危機に対峙していくかを提言する。

宝治合戦

北条得宗家と三浦一族の最終戦争

細川重男

「鎌倉殿の13人」の仁義なき血みどろ抗争は終わっていなかった！鎌倉幕府№1北条氏と№2三浦氏で争われた宝治合戦（1247年）。北条氏が勝利し得宗独裁体制が確立された鎌倉時代の大転換点となった戦いを、解説編&小説編で徹底解説。

太平洋戦争秘史

周辺国・植民地から見た「日本の戦争」

山崎雅弘

満洲国・インドシナ・シンガポール・フィリピン・豪州・メキシコ……アジア・北米・中南米諸国が直面していた政治的・軍事的状況をとおして、「日米英仏中ソ」の軍事戦略・政治工作・戦闘の詳細を明らかにし、「日本の戦争」を多面的・複眼的に読み解く。

日本解体論

白井　聡
望月衣塑子

政治状況も、国民生活も悪化の一途をたどり、日本を蝕む閉塞感に打開の一手はあるのか。政治学者と新聞記者が、政治・社会・メディアの問題点、「政治的無知」がもたらす惨状、将来に絶望しながら現状を是認し続ける「日本人の病」に迫る。